はじめに

一般的にストレッチは「筋肉がやわらかくなる」「関節の可動域が広がる」以外に「やせる」「睡眠の質がよくなる」「血糖値が下がる」など、さまざまなメリットが紹介されます。

しかし、ストレッチの研究者になってから、これらの効果についてしっかりとエビデンスに裏付けられたものは少ないことを知りました。

たとえば、ストレッチをするとなぜ柔軟性が高くなるのか？　筋肉自体がやわらかくなるのか、与え続けた刺激に慣れて痛みに強くなったのか。わたしが研究を始めた当初は後者の感覚説が有力でしたが、物理的な変化が起こらず、感覚的なものだけが変わっているだけで効果と言えるのか、頭の中に疑問符が浮かびました。

ほかにも「副交感神経が優位になるので眠りの質がよくなる」と解釈はできるのですが、実際に何をもって睡眠の質が改善したかを測るのは難しいのです。

そもそもトレーニング分野においてストレッチは花形にならない準備体操のようなものに捉えられていました。その分、見逃されがちで、筋トレの研究者のほうが圧倒的に多い状態です。

ストレッチは１９７５年にボブ・アンダーソン氏が『ストレッチング』という本をアメリカで出版し、少し経ってから日本に入ってきました。わたしがストレッチ研究を始めたのは２００９年です。その前年にストレッチで筋肉がやわらかくなるという論文が発表されました。まだまだ歴史は浅いのです。

ストレッチがよさそうだという雰囲気は誰も否定しません。しかし、なぜいいのかについて研究されず「なんとなくからだがやわらかくなりそうだから」で止まってしまうのです。

これまでの研究で2分間、最低週3回、3週間以上ストレッチをすることで効果が出ることがわかりました。2分間伸ばしっぱなしはしんどいので、10秒×12回や30秒×4回などと分けても大丈夫です。

こういう結果が出ると、「ストレッチは息を止める」ということはできなくなります。30秒間、ずっと呼吸を止めながらのストレッチは難しく、2分なんてストレッチどころではなくなります。

一般に「ストレッチ中は呼吸を深くしたほうがいい」と言われます。そのほうがなんとなくよさそうですし、深く息を吐きながら前屈したら、お腹がへこむので勢いがついて物理的により前へ伸ばせます。

しかし、正しい呼吸法は「意識しない」です。普段どおりに呼吸をします。反対に呼吸を止めても血圧が上がってしまうのでよくありません。

ストレッチの強度については、まったく痛みがなければ筋肉は伸びていません。痛気持ちいいよりも少し強め、少し痛みがあるくらいが理想です。効果を高めたければもっと強めでもかまいません。

ただ、痛すぎるとストレッチ自体が続かないので、強度が弱くてもストレッチしないよりしたほうがいいでしょう。

「もう歳だから、今更ストレッチなんかしてもやわらかくならないよ」とおっしゃる方もいますが、そんなことはありません。80歳までは若者と同じくらいの時間で同じストレッチ効果が見込めます。ストレッチ効果に年齢差は関係ないことがわかっています。

あるいは、お風呂上がりのストレッチは効果があると思い、お風呂に入って温まることもありますが、ほんの少し筋肉がやわらかくなるだけでそこまで大きな変化はありません。温めたあとにストレッチするのはいい選択ですが、温度よりも優先するべきはしっかりストレッチするかどうかです。

「肩が凝った」
「背中が張っている」
「歩くとすぐに疲れる」

不調と簡単に言われますが、姿勢からくる不調と老化からくる不調は違う要素もあります。

筋肉には潤滑油のような成分が含まれています。油はずっと動かしているとサラサラですが、放っておくと固まっていきますよね。

動かさないと油の成分が動かなくなり、固まるにつれてコラーゲンが増えてきます。たとえるとソーセージの中身が筋肉、その周りの皮がコラーゲンです。コラーゲンが固まるとソーセージ自体が曲がりにくくなります。凝りや張りを感じるのです。

私たちには動きの癖があります、これによって日常生活を送るなかで特定の部分に仕事をさせすぎてしまっています。若いときには気にならなくても老化とともに筋力が落ちて、あるとき「ちょっと動かしにくいな……」と自覚します。

こうした変化が起こっているのに、どんどん動かない生活になっていくと、致命的にからだは硬くなるばかりです。改善するためには、普段よりちょっと大げさに動かすような動きが必要です。それがストレッチです。

しかし、この本は、単純にストレッチでラクになる方法を教えるものではありません。動かしていないところをきちんと動かす。すでに凝っているところをしっかり伸ばすことで、元のからだのポテンシャルを取り戻すことを目的としています。

よく「正しい姿勢をしましょう」と言われます。確かに姿勢矯正はからだの癖を直す方法になります。本書でも理想の姿勢をご紹介していますが、なかなか維持するのは難しいものです。

だから、からだの癖に負けないからだをつくってください。ストレッチで負荷のかかっている筋肉の負担を減らしたり、休ませることができます。そのあとにトレーニングするのです。私たちの研究では、たった3秒でも効果があることがわかっていて、トレーニング方法は第5講で詳しくご紹介します。

直近10年のストレッチ研究に関して、わたしは世界でもっとも多くの研究論文を発表しています。「Expertscape」（世界のさまざまな分野のエキスパートを紹介するサイト）でストレッチの分野の研究者として世界1位にランクインしています。本書ではその成果を惜しみなく詰め込みました。

また、研究者でありながら、現場で毎週体操教室を主催する身として、どれだけ日常に溶け込ませられるかを念頭に置いてストレッチの内容を考えました。おぼえやすいように知られている動きもたくさんあります。しかし、科学的裏付けに基づいているものをご紹介します。安心して取り組んでもらいたいです。

ストレッチを研究すればするほど、誤解されていることや意外な発見がありま す。皆さんにもその奥深い世界に触れていただき、少しでもご自身の日常に役立てていただければさいわいです。

不調が起こる原因

からだの癖や姿勢の崩れによって、特定の部位に負荷がかかる。その部位を動かさない、筋力が弱いことで、筋肉のこわばり・張りが出て血の巡りが悪くなったり、疲労感が起こる。

ストレッチのさまざまな効果

- 筋肉の流動性が増して、こわばり・張りを解消!
- 筋肉がやわらかくなって怪我をしにくくなる
- ラクに動きやすくなって疲れにくいからだになる
- リラックス効果、動脈硬化予防、血糖値の低下も期待

世界一のストレッチ原則

- 最低2分間(30秒×4回でもOK)
- 痛気持ちいいよりももう少し伸ばす ※無理しすぎない
- 静的ストレッチは反動をつけずにじわーっと伸ばす
- 週3回、3週間は続ける

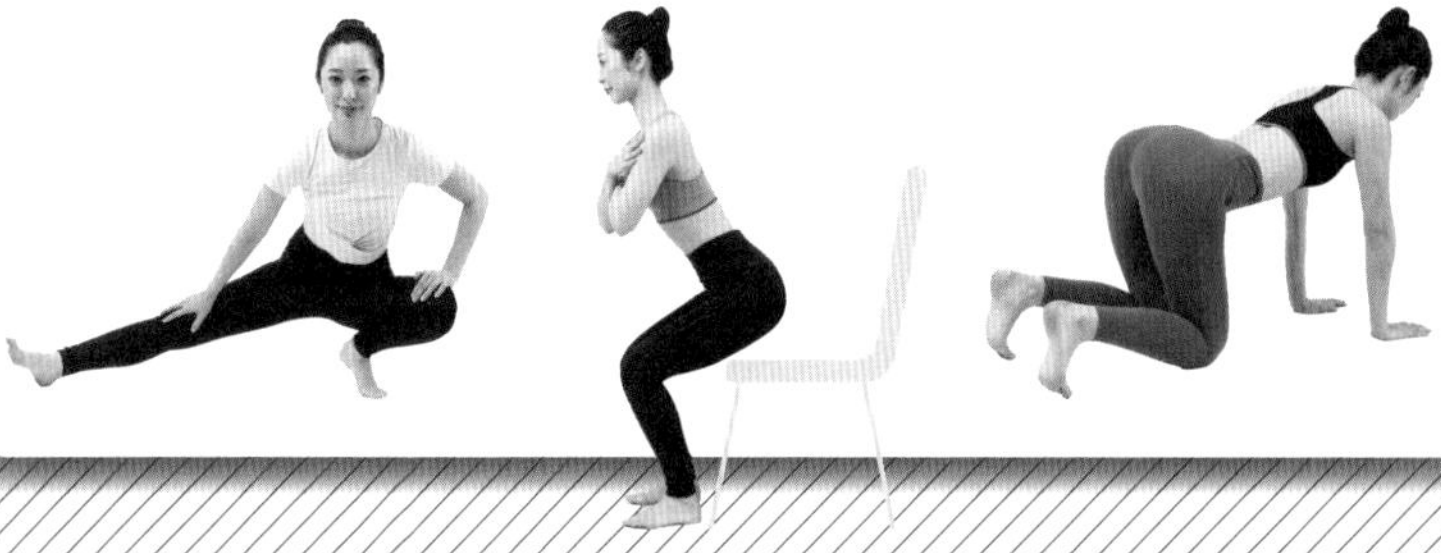

第3講 姿勢を改善して疲れにくいからだをつくる

第4講 日常でできる世界一のストレッチ

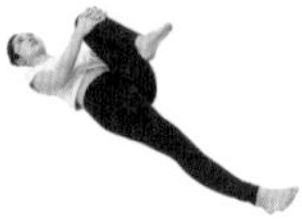

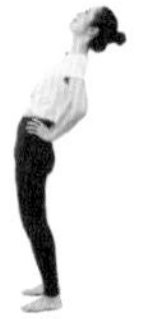

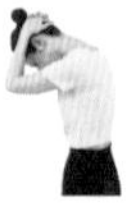

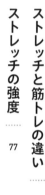

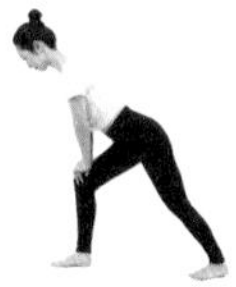

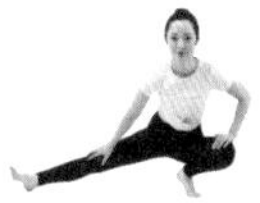

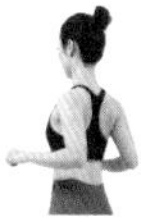

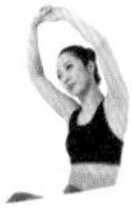

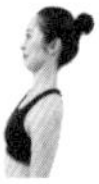

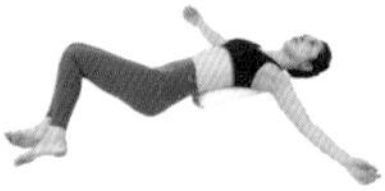

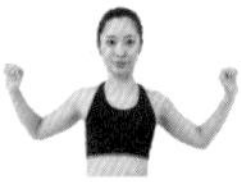

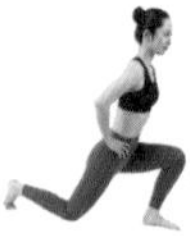

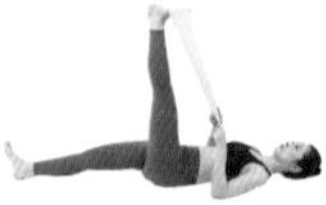

切手を貼って
投函ください

郵便はがき

1410031

東京都品川区西五反田
2－19－2 荒久ビル4F

アチーブメント出版（株）
ご愛読者カード係 行

お名前《なまえ》		
ご住所	（〒　　-　　）　都道府県	
	市区町村	
建物名	号室	ご職業

アンケートにご協力いただいた方の中から抽選で
毎月5名様に500円分の図書カードをプレゼントいたします
＊ご記入いただいた個人情報は賞品の発送以外には使用いたしません

お買上 書店名	書店	店
ご年齢　　　歳	性別　男 ・ 女 ・ 回答しない ・ その他	

●本のタイトル

●本のことを何で知りましたか？

□新聞広告（　　　新聞）□メディア（媒体：　　　）
□電車広告（　　　線）□SNS（どなたの：　　　）
□書店で見て　□人にすすめられて
□その他（　　　）

●本書の内容や装丁についてのご意見、ご感想をお書きください

●興味がある、もっと知りたい事柄、分野、人を教えてください

●最近読んで良かったと思われる本があれば教えてください

本のタイトル

著者

ご協力ありがとうございました

第5講 不調の原因を根本的に改善する3秒筋トレ

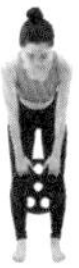

第6講 世界一のストレッチで不調を改善した人たち

第1講

世界一の研究者が教えるストレッチ

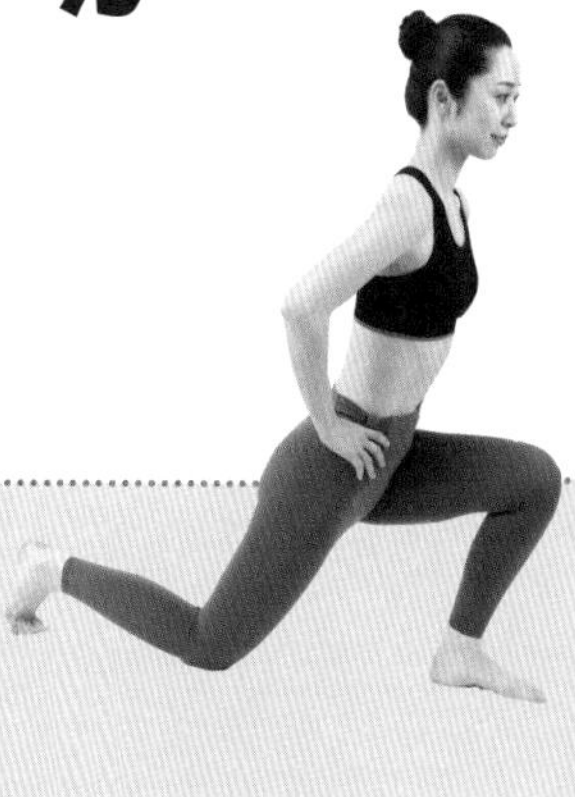

通常のストレッチ本との違い

ストレッチ本は世の中に溢れています。この本では、どの動きをどのくらいすればどのような効果があるのか、実証データのあるものをご紹介しています。さらに、からだをラクにするだけではなく、普段動かしていないところを動かす攻めのストレッチを提案していきます。

たとえば、ラジオ体操の伸ばす運動も広い意味ではストレッチです。ただ、ある程度じっくり伸ばしたいときには、ゆっくり伸ばしながらからだを動かす必要があります。

そうしたストレッチはヨガやピラティスでもできます。しかし、難しいポーズもあり、初心者にはハードルが高い面もあります。

今まで動かしていない部分にスイッチを入れるイメージで少し動かしてみる。呼吸を整えてからいざ取り組むのではなく日常生活のなかで気づいたときに少し伸ばしてみるといった簡単な動きでもよくなっていきます。エクササイズとして取り組むのではなく、日常のふとした合い間にできるストレッチに絞りました。予防としてぜひご活用ください。

ストレッチの効果

ストレッチの効果はたくさんあります。

1. 柔軟性

第一に思い浮かぶのは柔軟性の向上でしょう。柔軟性とは一般にからだの固さのことを言います。股関節がやわらかくて、上半身が床にベタっとつく人は柔軟性があると言われますが、世界的な定義としては「可動域」のことを柔軟性と示します。

可動域が広ければ、それだけからだを自由に動かせる範囲が広くなります。わかりやすく言えば、立位から前屈をして手が床につくほど可動域が広いと言えます。病院では寝ている状態から片足を上げられて、からだの硬さを見られたりしますね。

ストレッチでは筋肉以外にも腱、関節などいわゆる軟部組織と言われる部分の可動域を広げることができます。その結果、前屈ができるようになったり、いわゆる一般的な柔軟性が向上します。

2. からだのこわばり、張りが減る

「はじめに」で述べたとおり、筋肉の中には油のような成分が入っています。生

肉も放っておくと硬くなるように、同じ姿勢のままだとコラーゲンの動きが悪くなり、最終的にはコラーゲンが増えてカチカチになってしまいます。ストレッチすることで筋肉の中の油分が動いて、サラサラになるので筋肉がやわらかくなり、可動域も広がります。これによってからだのこわばりや張りが減ったように感じます。

3．怪我を予防し、不調がなくなる

腕を曲げようとすると、二の腕の前側（上腕二頭筋）に力が入ります。このときに反対側の二の腕の後ろ側（上腕三頭筋）が拮抗筋として伸びなくてはいけません。もし上腕三頭筋が硬かったら、上腕二頭筋はその分強く引っ張らないといけないので余計な力が必要になります。

からだが固い人はこのように筋肉が硬いのでパツパツの洋服を着ているような

状態です。動きにくく、怪我もしやすくなるのは想像できますよね。

ストレッチをしてやわらかくなった筋肉はスムーズに伸びるので、無駄な力を使わずラクに動けるようになります。怪我の予防にもなります。

また、負荷がかかった筋肉は硬くなります。すると、こわばりから始まって、「首が痛い」「肩が張る」などさまざまな不調が起こります。「凝ってるな」と感じたら、筋肉がこわばっているサインなので積極的にストレッチするべきです。

蛇足ですが、アスリートのように高い筋肉の出力が求められる人は、ある程度筋肉の硬さがあったほうが力が入りやすいということもあります。

かつては普段はやわらかく、力を入れたときに硬くなる筋肉が質がいいと言われていましたが、やわらかい筋肉と硬い筋肉のどちらが筋力を出せるのかは議論されている最中です。

この本は「日常生活を送るうえで不調がなく動きやすいからだづくり」を目的としたストレッチ効果を考えているので、からだはある程度、やわらかいほうがいいという前提で話を進めていきます。

4. 副交感神経を優位にするので血圧が下がる

ストレッチはよく「寝る前にするといい」と言われます。副交感神経を優位にして入眠しやすくなるので理に適っています。

反対にアスリートにとって競技直前のストレッチがよくないと言われている理由にもなります。たとえば、100メートル走の陸上選手がタータンに入ったあと軽くジャンプしたり、スプリントする映像を見たことがあると思います。「これから全力でがんばるぞ！」という直前にリラックスして血圧が下がると逆効果になることを想像できるかもしれません。

そのため「運動直前のストレッチは筋力やパフォーマンスを落とすので厳禁」

と解説する人もいますが、割合としてはわずか数パーセントの低下で、少し時間が経てば元に戻ります。一般人であればストレッチをしっかりとおこなったほうが怪我のリスクも少なくなります。運動前のストレッチがよくないという話はそこまで気にしなくていいでしょう。

5. 動脈硬化予防、血糖値が下がる

血管を挟んでいるのは筋肉です。ストレッチを繰り返すと、血管自体がストレッチされて柔軟性が出るのでその結果、血管もやわらかくなり、動脈硬化の予防になります。また、理屈はわかっていませんが、血糖値も少し下がるというデータがあります。ただ、血糖値を下げたければ有酸素運動のほうが有効です。

有酸素運動については「20分以上続けないと効果がない」と言われます。難しい場合は短い距離でもいいので散歩をする。外に出ることも億劫なら、まずはストレッチで軽くからだを動かすところから始めてみましょう。少しでもからだを

動かすと、不思議なことに「今度はちょっと歩いてみようかな？」と運動意欲が湧きやすくなります。

ストレッチの誤解

1．やせ効果

「ストレッチをするとやせてきれいになる」と言われますが、残念ながらそのような効果はありません。消費するカロリーもほかの運動よりも少ないため、やせる効果をメインで考えるのは非効率的です。

むくみの改善効果は期待できる可能性もあるので一時的に細く見えるということはありえます。しかし、小顔矯正や骨盤矯正で「顔が小さくなった」「ウエストが細くなった」というのと同じ類と考えられます。スポンジをギュっと絞っても元の形に戻るように、一時的に小さくなるものの、それは整えているだけで、時間が経てばやせ効果はなくなってしまいます。

蛇足ですが、お風呂やサウナで汗をたくさんかいたあと体重計に乗ると体重は減ります。やせたと喜ぶのも束の間、そのあとに水分を摂取すれば戻ってしまいます。いちばん簡単な減量方法は汗をかくことです。からだの大部分は水分だからです。

少し前に炭水化物抜きダイエットが流行りました。炭水化物は水とくっつきやすいので炭水化物を食べていると体内に水を蓄えていきます。

炭水化物を摂らない、あるいは塩分を抜くと水が抜けていきます。ただ水が抜けただけで体重が減ったと喜んでも、状態としては生花がドライフラワーになっただけです。

ちょっと体重を落としたい人が糖質を制限するならよいのですが、まったく摂らなくなると問題です。糖質がないと頭も回りません。やせたければ、しっかり栄養バランスのいい食事をしたうえで摂取カロリーをコントロールし、運動をして消費カロリーを増やすことです。

2. 血流がよくなる

ホースをギュッと握ったあとにパッと手を離すと水は一瞬勢いよく流れて、そのあとすぐに元どおりの勢いに戻ります。これと同じ現象が血管でも起こります。筋肉は血管を挟んでいるので、ストレッチされると血流は制限されて、それが解放された瞬間、一気に流れます。これは血流が増えたとも減ったとも言えてしまいますが、トータルで血の量、血の勢いが増したわけではありません。血流がよくなったとは言えないでしょう。この一時的な血流の増加が血管の硬さを減らす可能性はあります。しかし、それは先に述べたとおり、動脈硬化予防の話です。

3. 筋肉の疲労回復

ストレッチは肉離れなどの筋肉系トラブルの予防になります。ただ、残念ながら筋肉痛を出にくくする効果はほとんどありません。激しい運動や不慣れなトレーニングをおこなうと、そのあとにストレッチをしっかりしても筋肉痛はちゃんと出ます。

筋肉痛が出るのはクールダウンでストレッチが足りなかったからだと思われる方もいますが、ストレッチをしても筋肉の回復は早くなりません。競技終了後、ストレッチを含めてマッサージをおこなうアスリートもいます。ただ疲労回復も筋肉痛の予防効果も限られています。もちろん、他人に触ってもらうことによる精神的な安らぎ効果はあります。

筋肉痛は筋肉にちょっと傷がつくような現象だと考えられています。たとえるなら、傷ついた電線を伸ばしたり、縮めたりしても電線の内部には関係がありませんし、修復しませんよね。血流がよくなって回復が促進されそうな気もしますが、前述のとお血流はそれほど変わりません。

真冬に運動したあと、クールダウンとして屋外で震えながらストレッチをするくらいなら、早く家に帰って、温かいお風呂に入って、寝たほうが筋肉の修復は早くなります。

ただ、夜遅くにトレーニングをすると、寝つけないほど興奮（交感神経が優位になる）してしまう人がいます。そういう人は筋肉の疲労回復という意味ではなく、副交感神経を優位にしてリラックス効果を得るためにストレッチするのは有効です。

また、ストレッチは筋肉の疲労を回復させることはできないものの、筋肉痛を悪化させることもないので、運動後のストレッチが習慣になっている人は無理にやめる必要もありません。目的と効果にを理解して上手にストレッチと付き合えるといいですね。

第2講

筋肉が硬くなるから不調が起きる

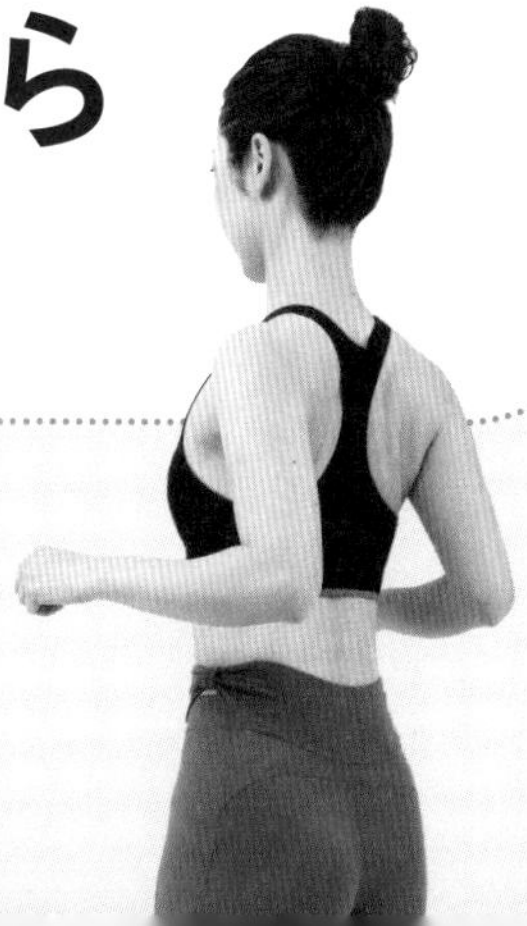

姿勢の老化

頭は肩の上に乗っています。ただ、背中が丸まってくると頭が下がって首の後ろの筋肉に負荷がかかります。最近はリモートワークが増えたことでも、姿勢の老化は進んでいると感じます。

筋力が落ちることで姿勢が崩れて、余計に負荷がかかって首、肩、背中、腰に違和感が起こります。

多いのはデスクワーカーで頭が前に出て背中が丸まってきて、中年太りのようにお腹がぽっこり出てくる。妊婦さんも一緒です。この場合は、妊娠でお腹が出るのでバランスを取るために反り腰になります。

どちらも背中や腰に負担がかかります。

胸と背中だと胸の筋肉のほうが大きいので、両方の筋肉が同じだけがんばったら前に引っ張られます。すると姿勢が崩れて、さまざまな不調が起こってきます。不調をなくすのは、からだの前の筋肉をやわらかくして、後ろを強くするのです。

ストレッチやマッサージは一時的に筋肉をほぐしたり、伸ばしたり、やわらかくします。ただ、持続力はありません。姿勢を正す、からだの後ろ側の筋力をつけるということが根本的な不調の対策になります。

加えて年齢とともに骨自体が曲がってしまう人もいます。その場合にはなかなか改善が難しいのですが、それ以外であればトレーニングによって姿勢はよくなります。

猫背だと頭が前に出ます。普通に座っているだけでも猫背の人が、新聞や本を読むとき、スマホを操作するとき、下をのぞき込むような姿勢になってさらに頭

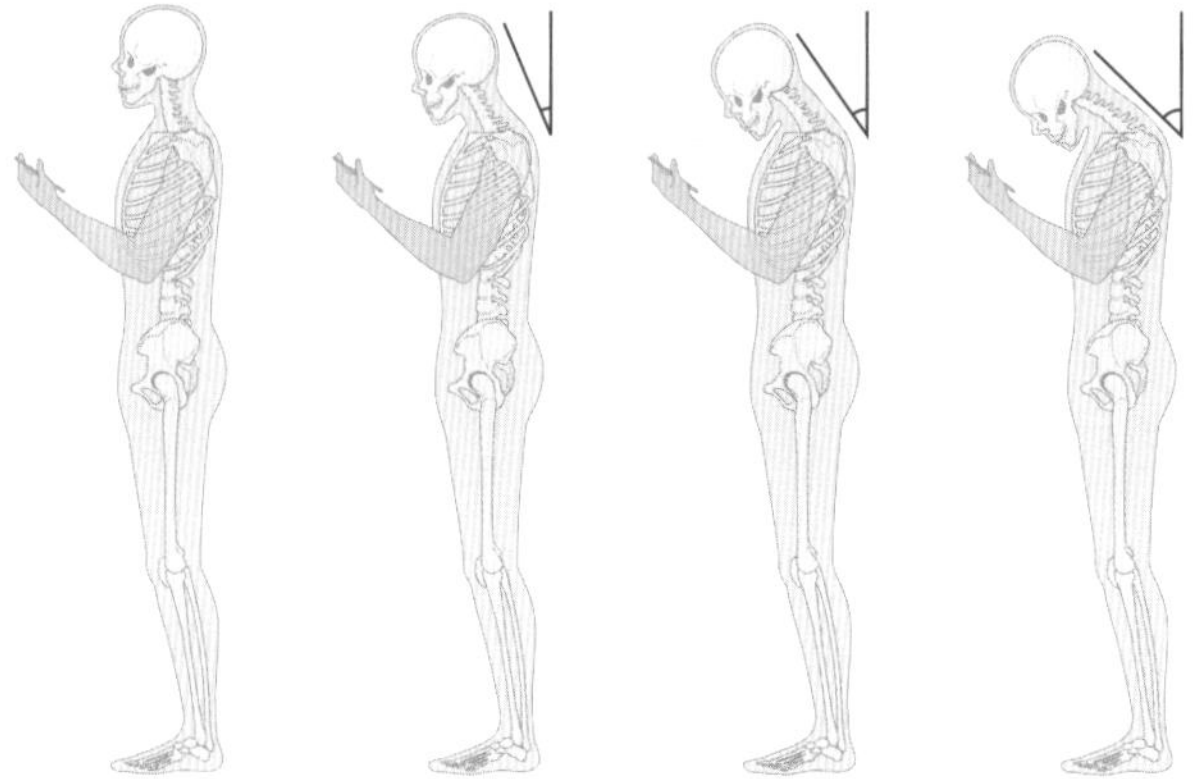

頭を前に倒すと首にはかなりの負担がかかる

出典：Hansraj et al.2014

を前へ倒します。すると、首の後ろの筋肉はより力を入れて支えなければなりません。上図を見てわかるとおり、皆さんの頭は意外と重いので、少し前へ倒すだけで首の筋肉には大変な負荷がかかります。

・猫背

ですから、猫背ならあごを引いて、頭を首の骨のまっすぐ上に戻す作業が大事なリハビリテーションとなります。最近は人間工学に基づいて背中や首の後ろにクッションの入った椅子も販売されています。長距離ドライバーが腰にクッションを入れるのは、背中を背もたれにしっかりつけて、頭が前へ出ないようにする効果があります。そういったものを活用してもよいでしょう。

反対に言えば、いくらアイテムを活用しても、背もたれにからだを預けず、猫背で作業していたら意味がないということです。大事なことは目線を上げて頭を下げない癖をつけることです。

・反り腰

若い女性に多いと言われるのが反り腰です。腰だけの話に思えますが、骨盤が前に傾いている状態も含まれます。腰の前の筋肉（腸腰筋）、股関節の付け根から前ももの筋肉（大腿直筋）が縮こまることでも起こります。

妊婦さんのようにお腹が大きくなると反り腰になりやすくなりますが、お腹が出て腹筋が弱くなっても起こります。よく高齢者の方が腰の後ろあたりに手を組んで歩いていますが、あれはポーズではなく、腹筋が弱いために背中が丸まって前にいく重心を支えようとして自然と後ろ手を組むのです。

高いヒールを履くと重心が前へいくので、腰を反ることで頭を戻してバランスを取ろうとして反り腰になりやすくなります。固くなった腰をストレッチでゆるめるだけでは改善しないので腹圧を高めるベルトを巻く人もいます。

腰が反っているということは、腰の筋肉は短く縮こまっています。そこで背中を丸める運動をすることで改善します。

人間のからだはよくできていて、バランスの崩れた姿勢だと無意識にどこかに無理な力が入り続けて筋肉が縮こまる現象が起きます。

猫背の場合、首の後ろや背中の筋肉が縮こまるので、そこをストレッチで伸ばして元の状態に戻す。次にトレーニングによって、からだを後ろに引っ張り返す力をつけてあげる。デスクワークをしている人なら、スタンディングデスクを取り入れたり、椅子を工夫したり、環境設定により猫背になりにくい姿勢を維持する工夫も有効です。

反り腰の場合は太ももの筋肉や背中の筋肉が硬くなることがあるので、その筋肉を伸ばしてお腹の筋肉を鍛えます。トレーニング方法については、第5講でご紹介しています。

からだのバランスをセルフチェック

不調は姿勢の崩れから起こると述べました。姿勢が崩れていないかは簡単にチェックできます。左右に上半身をひねってみましょう。どちらか回しにくいほうはありませんか？　右にひねりにくければ右の肩甲骨が、左にひねりにくければ左の肩甲骨が固い可能性があります。

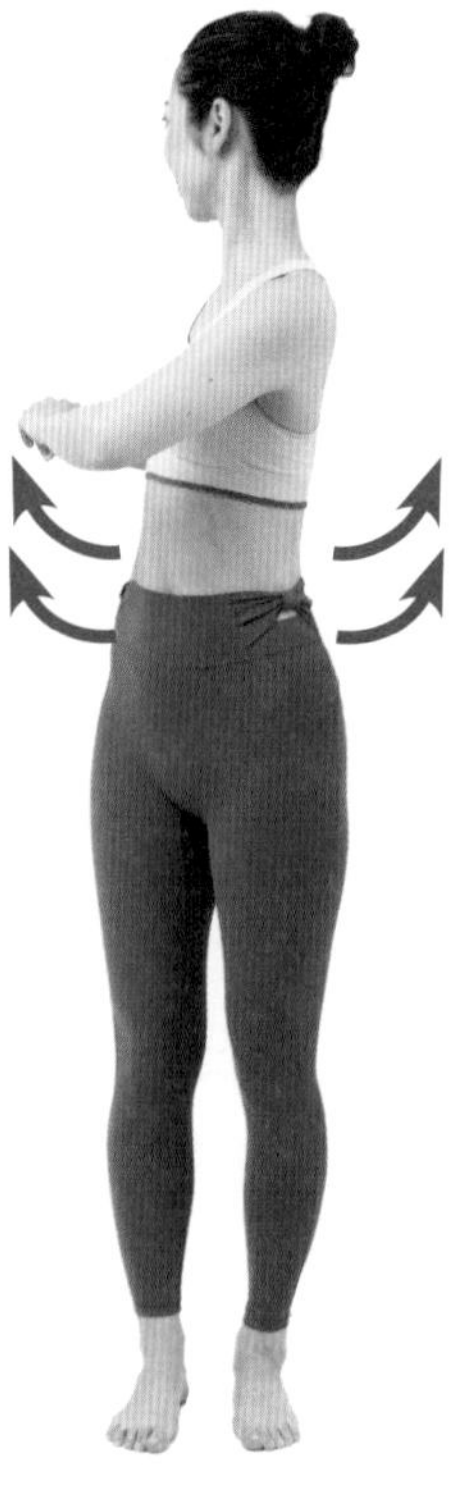

上半身をひねって
肩甲骨の固さをチェック

次に肩甲骨をぎゅーっと寄せてみてください。内側にしっかりと寄せられますか？

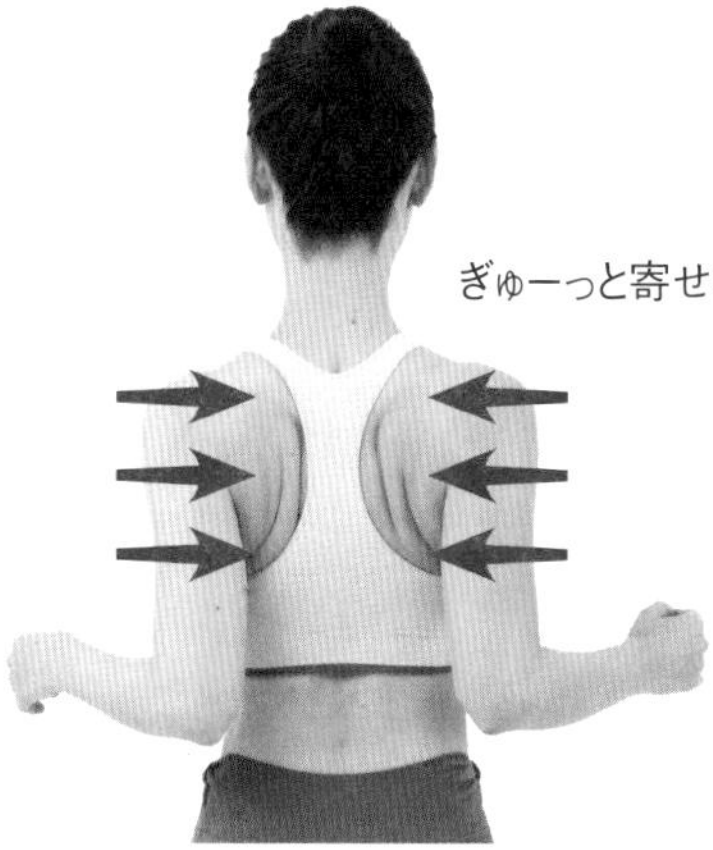

なぜ肩甲骨の動きをチェックするかというと、間接的に背骨の動きを見ているのです。理学療法の世界では「背骨の何番目骨の動き」と細かく見るのですが、自分では意識できないので、ここでは肩甲骨の動きに着目するのがわかりやすいです。背筋がしっかりと伸びて左右にバランスがよいかは、肩甲骨がスムーズに動くかどうかでわかります。肩甲骨は姿勢を保つためにとても大事なチェックポイントです。

もうひとつチェックしてみましょう。からだを左右どちらかにひねった状態でひねった側と反対側の手を上げてみてください。右にひねったときは左腕、左にひねったときは右腕です。上げにくさを感じますか？　これは肩甲骨の動きが制限されて起こる現象です。

野球のピッチャーがボールを投げるときに胸を張るのは、肩甲骨を働かせるためです。肩の負担を軽減し、怪我のリスクを下げます。

よく「猫背で肩こりがひどい」「四十肩・五十肩だ」と言いますが、肩は肩甲骨と背骨（とくに胸椎）が伸びていないとうまく動きません。背骨をまっすぐにしていないと肩の不調につながりやすく、間接的に肩甲骨がスムーズかどうかで

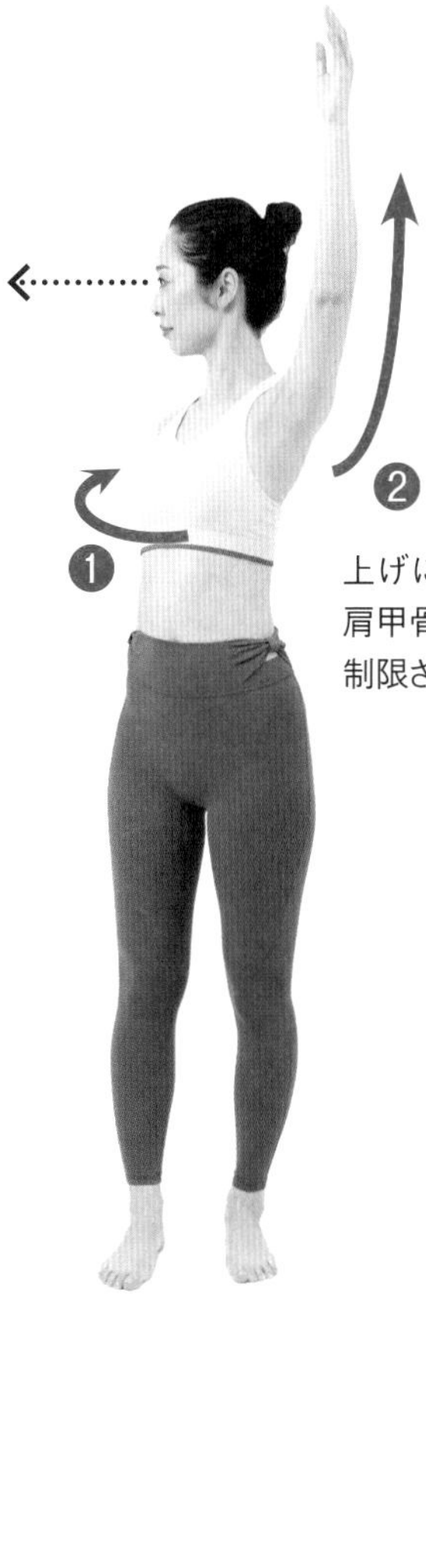

❶
❷
上げにくいのは
肩甲骨の動きが
制限されるから

見ることができます。

こわばり、張りのメカニズム

からだの癖によって持続的に特定の部位に負荷がかかっていると、筋肉が動かないことや収縮し続けることで血の巡りが悪くなります。その部位は流動性を失って、からだのこわばりや張りが出てきます。

よく筋肉を押して硬くなっていたら「こわばっている」。その部位が動かしにくければ「張っている」と言われます。表現は異なりますが、どちらも同じものです。

どのくらい筋肉が硬いかは個人差があります。肩がとても凝っている割に筋肉はそれほど硬くなっていなかったり、張りを感じていなくても実際に筋肉はとても硬くなっているという人がいます。つまり、筋肉の硬さはどのくらいが最適かは一概には言えないのです。

また加齢によって筋肉自体が硬くなるかどうかはわかっていません。年齢の問題というよりも筋肉を使いすぎていないか、あるいはほとんど動かさなくなってしまったかが鍵になりそうです。

普段からよく動かす部位の筋肉は問題ありません。たとえば、二の腕の筋肉は硬くならないし、張っている感じもないでしょう。普通、筋肉は押しても何も感じません。ただ、力が入りっ放しになったり、動かさなくなると硬くなります。これは若者でも同じです。

たとえば、デスクワークをしていると肩の筋肉がこわばる。年齢とともにそれが姿勢全体に影響していることが多いので、あちこちが硬い、張りがあるとなってしまいますが、年をとったら全員がそうなるわけではありません。つまり、加齢が原因で姿勢が崩れるわけではない。裏を返せば、年齢に関係なく誰でも改善できる可能性があるわけです。

こわばりや張りがあると鍼灸やマッサージを受けたくなるでしょう。一時的にラクになりますが、根本的な原因である姿勢の改善や筋肉を鍛えないと再発します。すなわち、マッサージや鍼灸を受けてラクになったあとはトレーニングを始めるチャンスなのです。

老化のサイン

加齢で筋肉が硬くなるかどうかは明らかになっていないと述べました。しかし、からだの柔軟性は年齢とともに落ちます。たとえば和式トイレにしゃがみ込めなくなるのは、足首の柔軟性が落ちている可能性があります。

動きにくくなる箇所の筆頭は股関節、足首、肩です。ここは単純な曲げ伸ばしだけではなく、ぐるぐると回る部位です。よく動く関節から老化で動きにくくなりやすくなるのです。

老化のサインをわかりやすく知る方法は前屈です。立った状態、座った状態、どちらでもかまいません。つま先に手が届かなければ、股関節はかなり固くなっています。

柔軟性があれば股関節から曲がります。ないと背骨を一生懸命曲げて手を伸ばそうとします。

日常生活で床に落ちたものを拾うときも前屈と同じ動作なので、股関節が固いとその分、背中や腰の負担が増します。

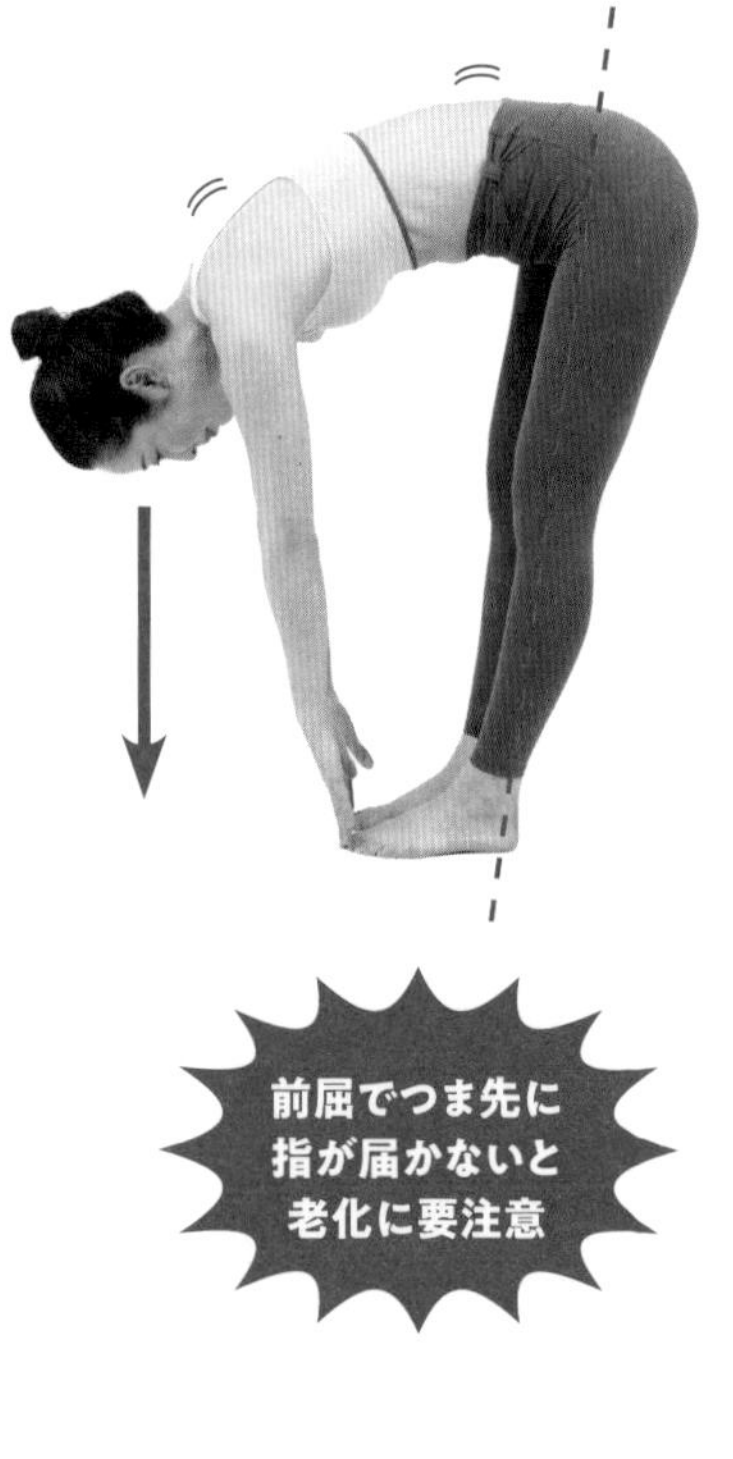
前屈でつま先に
指が届かないと
老化に要注意

次に足首が固い人はつまずきやすくなります。肩が固い場合は単純に腕を上げにくくなります。わかりやすい老化のサインです。

股関節、足首、肩は普段の生活で、少ない範囲を動かすことはありますが、大きく使うことはそこまでありません。

股関節は歩く程度では全然本来の可動域を使っていません。

高齢者に多いのは寝ている時間が増えるためか、足首を下向きにばかりしていて固くなってしまう人です。すると、足首を上向きに反らすことが少ないためふくらはぎの筋肉まで硬くなります。歩くときに反対側のすねの筋肉にまで負担がかかります。

肩については、今日一日で背伸びなどをして大きく肩を動かしましたか？　肩は意識しないと大きく動かさないものです。

たとえば、相撲取りのように、普段から柔軟体操や四股を踏む動作をしていれば股関節はやわらかくなります。ほかにも、大人になってからバレエを始めると、最初は足が上がらなくても徐々に上がるようになっていきます。股関節の可動域は広がっていきます。

かつては和式トイレにしゃがみ込んだり、畳の上で正座するために可動域が必要とされましたが、現代生活で可動域はどんどん必要とされなくなってきていま す。現代人はからだを動かさないので、小学生でも足首が硬くなって体育座りができない子もいます。座った状態から立ち上がれない子もいます。

柔軟性を追求しなくてもいい

このような話をすると、前屈してベタっと床に手がつく、開脚して足を180度開けたほうがいいと無理な柔軟体操を始める人がいます。

180度開脚したままベタっと前屈できるようになりたいからといって、後ろから人にぐいぐい押してもらうのは筋肉や関節を痛めるリスクがあります。日常生活を送るかぎり、そこまでの柔軟性は必要とされません。無理なストレッチで筋肉、腱、関節にダメージを与えれば、からだをよくしようと思っておこなったストレッチが逆効果になります。一般人が無理して体操選手のような真似をする必要はないと思います。

赤ん坊のときはからだが出来上がっていないので誰でも１８０度開脚したまま前屈できます。大人になってからどこまで柔軟性を維持したほうがいいのか？たとえば、ひざ開脚なら歩行で67度、正座で１４０度といったように日常生活動作に必要な可動域は決まっています。しかし、難しいことは考えず蹲踞《そんきょ》（剣道の試合前にしゃがんでお互い剣を合わせるときの姿勢）ができればいいです。

関節周りの靭帯、筋肉、皮膚は軟部組織と呼ばれます。動かさないでいるとカチカチに固くなってしまう組織です。

図のとおり、手のひらをまっすぐにして、もう片方の手で手の皮膚をつまんでみてください。手は上に曲げにくいはずです。皮膚が伸びにくくなることによって手の可動域が狭くなってしまったのです。

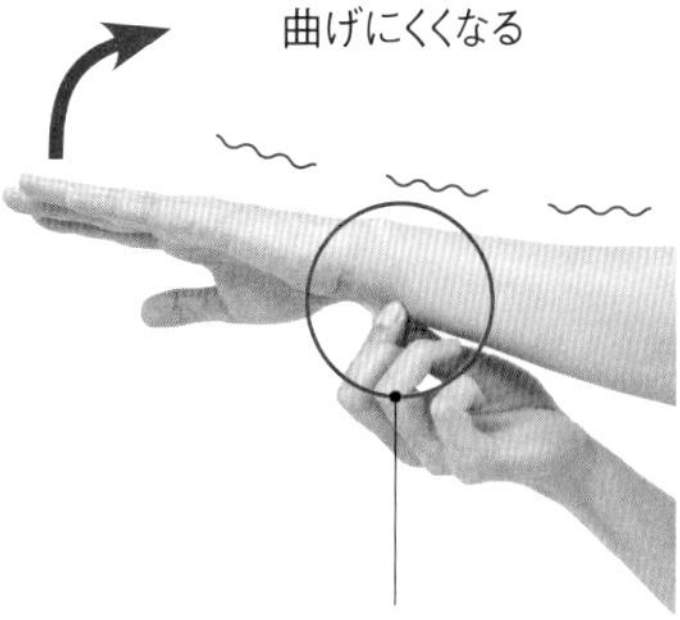

意外と注目されていませんが、皮膚の可動域は大切です。たとえば、転んでひざを大きくすりむくと皮膚が重なってその部分だけ固くなります。するとひざの可動域が制限されて曲げ伸ばしにくくなります。

皮膚の下には筋肉があります。その筋肉は腱で骨とつながっています。これら軟部組織はその名のとおり、本来はやわらかいのです。ただ、動かなくなると固まってしまいます。それらはストレッチすることでやわらかくなります。

ただ、ややこしいのが、最大限に伸ばせるところがその人の柔軟性の限界点というわけでもありません。なぜなら人によって痛みの感じ方が違うからです。たとえばバレリーナは見ている側が怖くなるほどからだを伸ばせます。反対に敏感に痛みを感じる方は、全然伸ばしていないのにすぐに痛みを訴えます。

加齢とともに痛みの感受性は高くなるので、からだを動かしていないから柔軟性がなくなってしまうという面と、受け取る痛みが増したことで伸ばせないという面の2つがあります。

ストレッチはまったく痛みがないより、少し痛みを感じるくらいのほうが効果があります。「痛気持ちいい」よりもう少し強めです。「ちょっと痛いけど、行けるとこまで行く」のは問題ありません。ただ、必死に痛みに耐えたり、誰かが背中の上に乗ってぐいぐい勢いよく伸ばすと、筋肉を傷めます。バレリーナのように涙をこらえながらストレッチで柔軟性を鍛えるのはピークパフォーマーたちのトレーニングです。健康に日常生活を送りたい、趣味のテニスを楽しみたいという程度なら、前屈して手がつま先につく股関節の柔軟性があれば十分です。

わたしは以前、さまざまなスポーツのトレーナーとしてアスリートのからだをケアしていました。スポーツ競技では、いわゆる強い人をより強くする、より上をめざして筋力を強くし、柔軟性を上げることで、競技力を向上させることが目標となります。

そこでアスリートは限られた時間のなかで最大限の成果を得るために、痛みを我慢したり、追い込むようなトレーニングをたくさんおこないます。

しかし、100歳まで続けることを考えれば、いかに生活に溶け込ませられるかが何よりも大切です。1回の効果は小さくても、頻度を多くやっていけばパフォーマンスを実感できるでしょう。ストレッチもトレーニングも取り組みに比例して効果が出るのは原則です。

伸び～る博士が誕生するまで

わたしは理学療法を学ぶために大学へ進学しました。臨床実習で自分のつくったメニューを患者さんがなかなか継続できないという壁にぶつかって問題解決に頭を悩ませたことがいまのキャリア選択の原点です。

そもそもガイドラインに書いてあるストレッチをどのくらいの強度で、どのくらいの頻度でおこなえばどのような成果が出るのか、はっきりとした根拠が見えなかったことが本格的に研究の世界に足を踏み入れるきっかけになりました。

たとえば、病気になると「この薬を朝晩2錠ずつ飲んでください」と薬を処方されますが「ストレッチを何秒、何回、どのくらいの頻度で続けたらいいのか？」には答えがありませんでした。

そこで最初に「5分間ストレッチすると効果がある」という研究論文を発表しました。ただ、実際にストレッチをしてみると、体感として5分でも長く感じます。どこまでが効果を出せる限界なのかを追求した結果、最低でも2分間が必要だとわかりました。

ストレッチも筋トレ同様、どのくらい筋肉を伸ばせるかで効果が変わります。強く伸ばすストレッチなら短い時間でも高い効果があります。

たとえるなら、生肉を強火でサッと焼いても、弱火でじっくり焼いてもどちらも火は通ります。強火だと焦げるリスクが上がる反面、調理時間は短くてすみます。強いストレッチは怪我のリスクにつながります。急に伸ばすのではなく、最初は痛みがあまり出ない程度、慣れてから強くするなどバリエーションをもってもらえればと思います。

筋トレの世界でも「可動域をできるだけ広くとる」「筋肉をストレッチさせる」という言葉が出てきます。筋肉が収縮した状態から伸びることでどのようなトレーニング効果があるのか、世界的な研究者のNosaka Kazunori先生がオーストラリアにいます。わたしも共同研究をさせていただき、ストレッチ効果の延長線上で筋トレの効果もわかってきました。筋肉を伸ばしながら力を入れていくとどんな効果があるかを研究して3秒筋トレ（第5講）に行き着いたのです。

ストレッチ研究者がなぜ筋トレ法を紹介しているのかと思われるかもしれませんが、不調をストレッチでなくし、再発させないために筋トレは不可欠です。そして、その筋トレの効果はストレッチ研究から生まれたものなのです。

第3講

姿勢を改善して疲れにくいからだをつくる

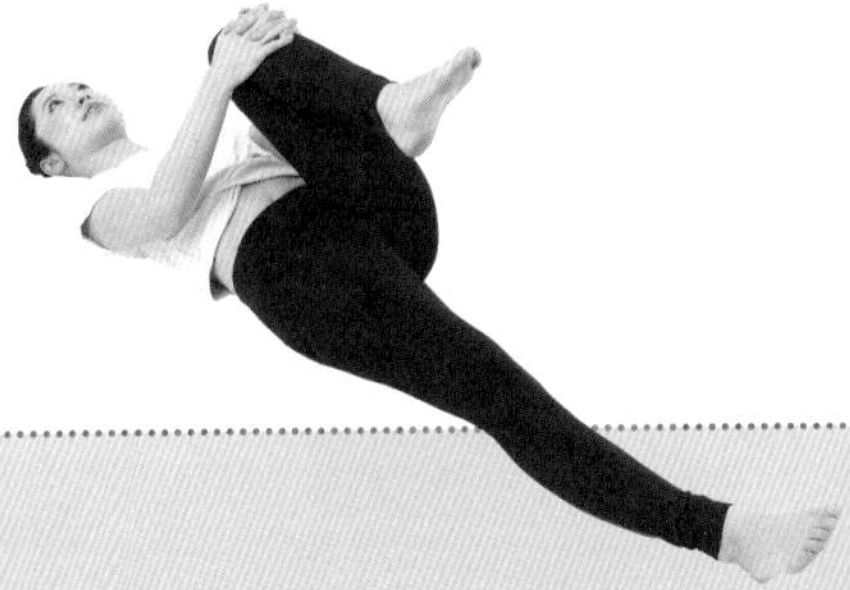

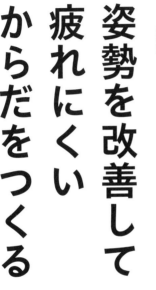

入浴で筋肉疲労は取りにくい

湯舟に浸かるとからだがやわらかくなるというイメージは誤解されています。確かに皮膚はふやけてやわらかくなりますが、筋肉は伸びません。もしやわらかくなるのなら、温泉好きの人が1時間でも2時間でも湯舟に浸かっているとからだがグニャグニャになって立てなくなってしまいます。温めると筋肉は少しやわらかくなります。ただ、大きな効果は期待できません。

さらに残念ながら筋肉疲労の回復効果もそこまでありません。熱が体内に入ることでエネルギーを使います。一時的に血の巡りもよくなって、その結果、老廃物が流れるということは考えられます。ただ、それも多少のことです。たとえば、40℃の真夏日に筋肉痛がなくなるかと言えば、そうはなりませんよね。高温によって筋肉の再生が促されるわけではないのです。

もちろん、精神的には回復効果があります。リラックスして副交感神経が優位になって疲れがとれる感じがします。

だから温泉に行くとお風呂のあとついつい夜遅くまで宴会をしてしまうのですが……。それではかえって疲れが溜まり、逆効果かもしれません。

では、反対に冷やしたらどうでしょうか？　よくプロ野球のピッチャーが登板したあとに肩をアイシングしている映像を見たことがあるかもしれません。じつは筋肉の壊れた部位を冷やすことで修復効果が高まるかどうかは賛否が分かれています。ただ、柔軟性は上がることだけはわかっています。

たとえば、ステーキ肉を焼いて、冷蔵庫に入れるとカチカチになります。筋肉は冷却することで固まります。これは繰り返し述べてきたとおり、筋肉の中に油のような成分があるからです。つまり柔軟性は落ちるものの、一方で冷やすことでも痛みに鈍感になるので、冷やしてからストレッチすると普段伸びないところまで伸ばすことができます。筋肉は硬くなるのですが、柔軟性は上がるという不思議な現象が起こります。

筋肉は冷やしても温めても柔軟性が上がる

ここまで述べてきて、矛盾するように感じるかもしれませんが、一般にお風呂上がりのストレッチがいいというのは生理学的に見ても理に適っています。それは筋肉が伸びやすいかどうかとは別の観点で、痛みの感じ方が鈍くなるからです。冷やすだけでなく温めることでも痛みを感じにくくなるので、普段伸ばせないところまで筋肉をストレッチできます。温めることでも冷やすことでも関節の柔軟性は高まるのです。

一般に冷やす場面はあまりないでしょうから、お風呂上がりにストレッチするのがいいでしょう。もし冷やしたほうが気持ちよく伸ばせるという方であれば、アイシングしてからストレッチをしてもかまいません。

動かない姿勢が疲れやすさを招く

筋肉は動かさないと硬くなります。たとえば、からだは朝起きたときは固いですよね。単純に寝ているあいだはからだをあまり動かさないからです。筋肉の中にある油が動かなくなると固まってしまうからです。

データはありませんが、体感値として20～30分ほど同じ姿勢でいると固まって動かしにくくなるのではないでしょうか。パソコン作業をしていても30分に一度は肩を回したり、背中を伸ばしたほうがいいでしょう。テレビを見ているならCMのたびにおこなってください。

首、肩、腰のトラブルに注意

どこにどれだけの負荷がかかると怪我をするというのはわかりません。人によって痛みに対する耐性が違うからです。同じからだの歪み具合でも、ものすごく痛みを感じる人もいれば、あまり痛みを感じない人もいます。痛みの感じ方は千差万別です。

人それぞれからだの癖があり、それが姿勢をつくっています。正しい姿勢がいいと言われますが、痛みも何もなければ直す必要はありません。たとえば、肩の高さが左右で違っても違和感がなければそのままでいい。しかし、「肩がちょっと重たい……」となってくれば当然直す必要があります。

加齢とともに筋肉が衰えてくると、これまで100出せていた力が30や50に減ってきます。すると、少しの猫背でも頭を支えるだけでもかなりのハードワークになります。そうやって若いときよりも働かなくてはいけなくなった筋肉の悲鳴のひとつがこりや張りとして出てきます。

トラブルの起きやすい部位は首、肩、腰です。皆さんこれらのどこか1箇所は不調を感じていませんか?

ご自身の座っている姿勢をちょっとチェックしてみてください。

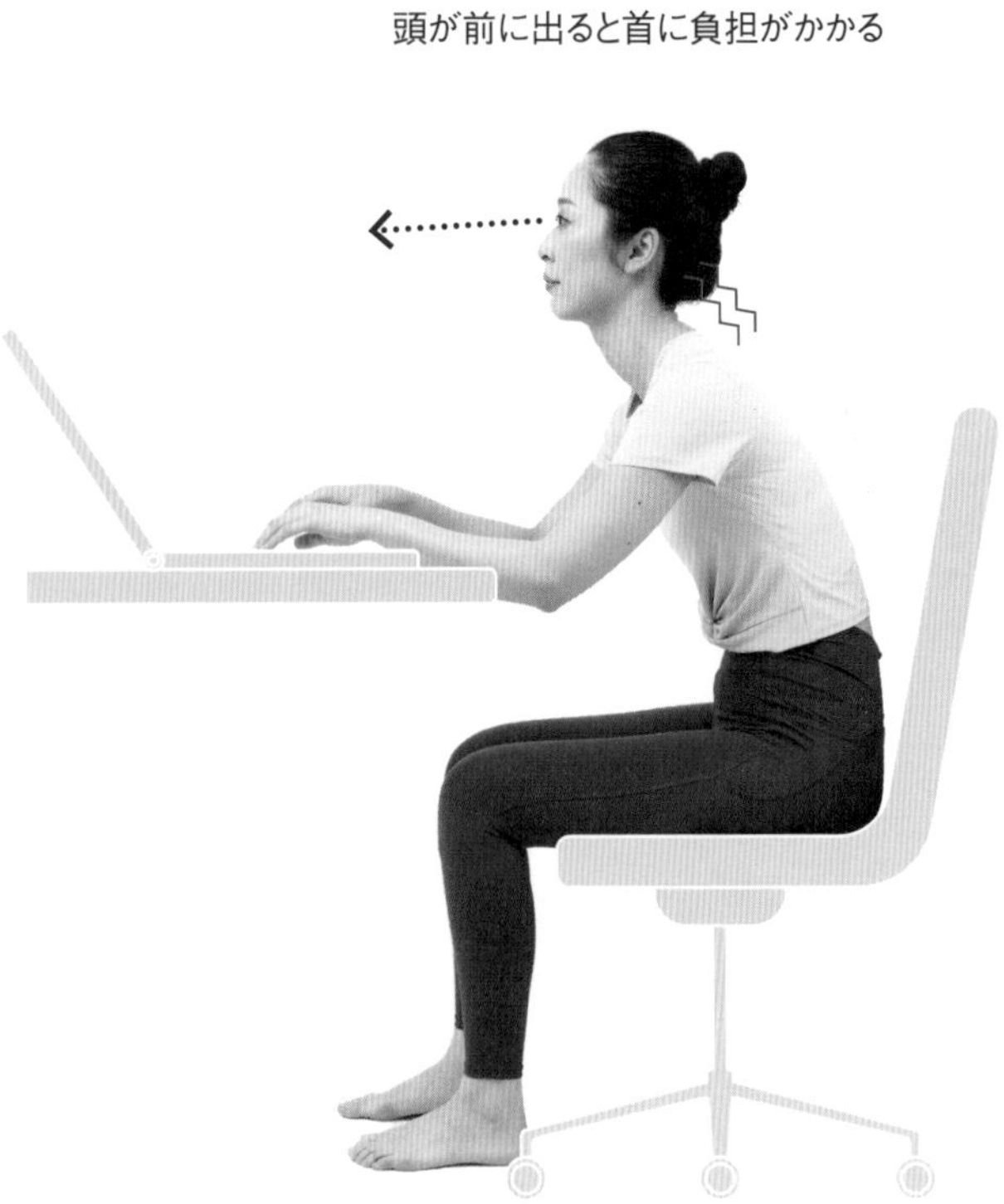

加齢により柔軟性と筋力が低下して、段々姿勢が崩れてきます。具体的には頭が前に出て、背中が曲がってきます。頭が前に出ていると首に負担がかかっています。よくカフェでローテーブルの上にノートパソコンを置いて前屈みに作業している人がいます。からだにとっては不自然な姿勢です。

また、事務のお仕事をされていて、細かい数字を見ているとついついモニターをのぞき込むようになってしまい、気がつけば猫背になってしまっているという人もいます。

パソコン作業では肩や首だけではなくひじにも問題を生じることもあります。キーボードに対して手首を起こすので、テニス経験がなくても上腕骨外側上顆炎（いわゆるテニスひじ）になる人も少なくありません。最近では手首を起こさなくてもキーボードを打てるような、手首を置ける台のようなグッズやマウスパッドも販売されています。ただそのようなものを買わなくても、ストレッチによる

手首を下げたままマウスやキーボードを操作できるグッズを活用する

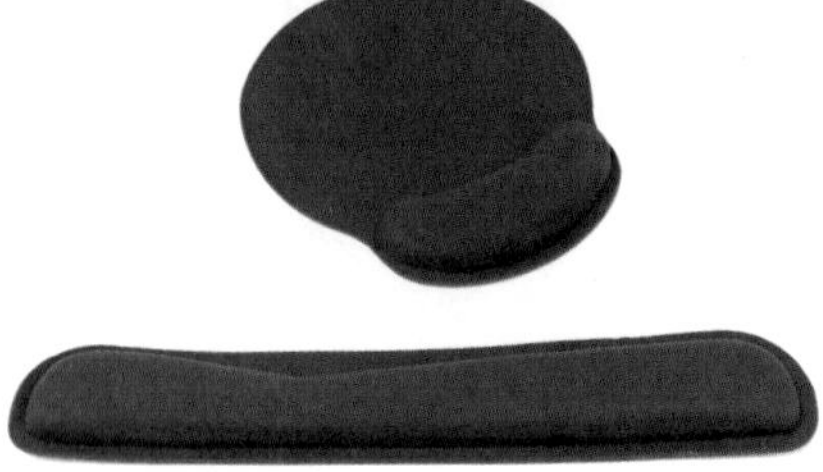

ひじの筋肉をケアすることで予防はできます。

モニターの位置も重要です。目線よりも低すぎるとのぞき込んでしまうので、背筋を伸ばした状態で自然と目線の高さになるような位置が理想です。いまはモニター位置を調整できる台も売られていますし、そうしたものがなければ本や辞書を重ねてその上にモニターを置いてください。

人間の背骨は本来S字カーブなので腰は自然と少し反ります。パソコン作業をしていると自然と頭が前に出てきてしまうので、腰のところにクッションを入れて自然な腰の傾きを維持したり、後頭部に枕のようなクッションがついている椅子も販売されているので、そうしたものを購入してもいいでしょう。背骨のS字カーブが維持できます。わたしも枕クッションつきの

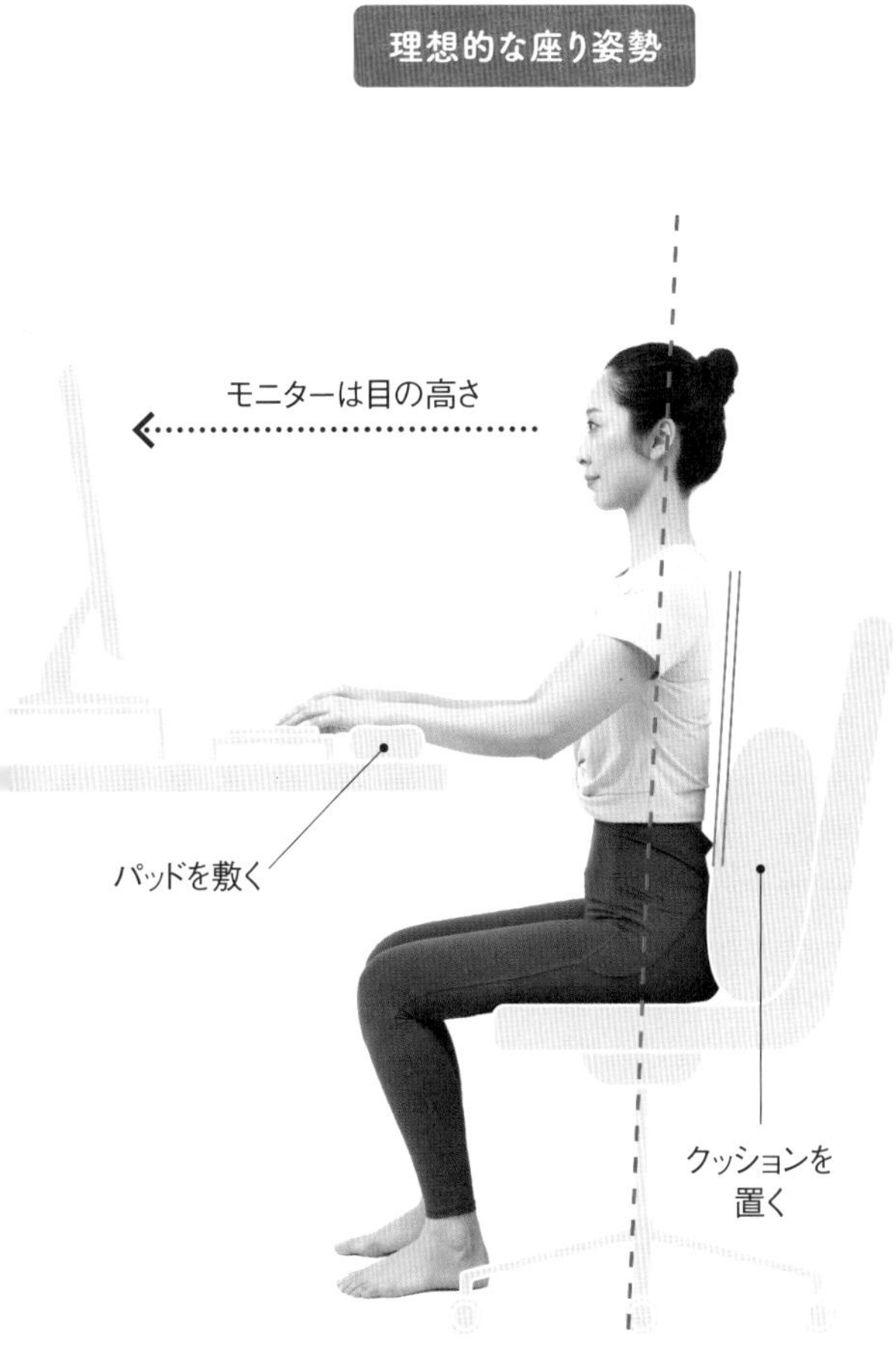

ゲーミングチェアを使っています。モニターもかなり上に設置していて、キーボードの下に台を置いて、手首が上がらないようにしています。もちろん、それでも仕事が立て込むと無意識のうちに前屈み気味になりひじの周辺に違和感が生まれるので、こまめにストレッチを挟んでいます。

パソコンだけではなくスマートフォンでも、のぞき込むように操作することが増えています。その姿勢が続くと首や肩に負担がかかります。とくに最近のスマートフォンは大型化してきているので、その重たさも首や肩の負担に拍車をかけています。スマートフォンを使わないことは難しいので、首、肩への負担を減らすためにできるだけ頭を水平に目線をまっすぐにしたまま見るようにしましょう。ただ、その場合は腕の筋肉に負担がかかるので、いちばんの対策はスマートフォンを使いすぎないことかもしれません。

座っていても立っていても、いちばん負担が少ないのは横から見たときに、背筋が伸びていて、首がしっかりと肩の上に乗っている姿勢です。

わかりやすいのは座禅をするお坊さんの姿勢の良さです。しっかり背筋が伸びて、頭はまっすぐ肩の上に乗って、首や肩に余計な力が入らずに脱力しています。あれだけ重いバチで長時間木魚を叩いてもからだへのトラブルが少ないのは座る姿勢がいいからだと思います。

ただ、正しい姿勢をずっと維持するのは疲れるし、大変です。そこで、できるだけ悪い姿勢にならないような環境設定することが大切です。そして、こまめにストレッチする習慣をつけてください。気づいたときにちょっと背筋を伸ばしたり、胸を張って、肩甲骨を内側に寄せてみる。姿勢が崩れて疲れている筋肉の負担を軽減してあげるのです。

ここでひとつ、チェックしてみましょう。肩をそれぞれ前回しと後ろ回ししてみてください。どちらがラクにできるでしょうか？

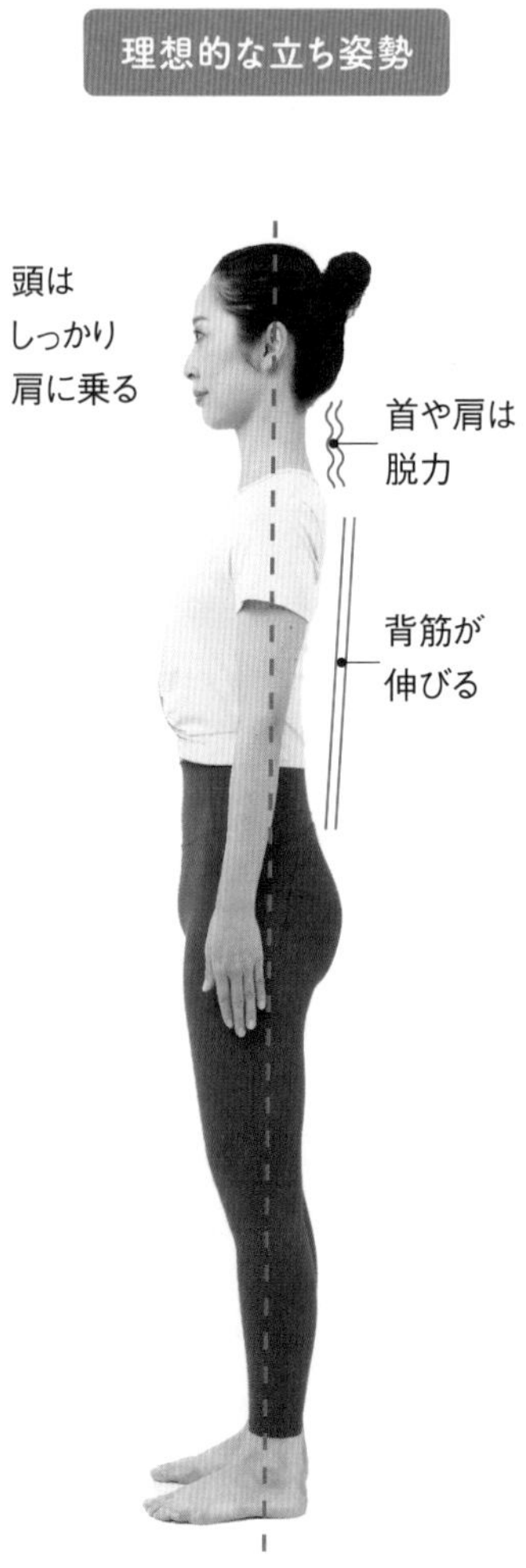

姿勢がいい人は前回しも後ろ回しもほとんど同じようにスムーズに回せます。
しかし、多くの人は猫背（前屈み）になっていることが多いので前回しのほうがラクに感じるはずです。

肩を前回しと後ろ回しして
どちらがラク?

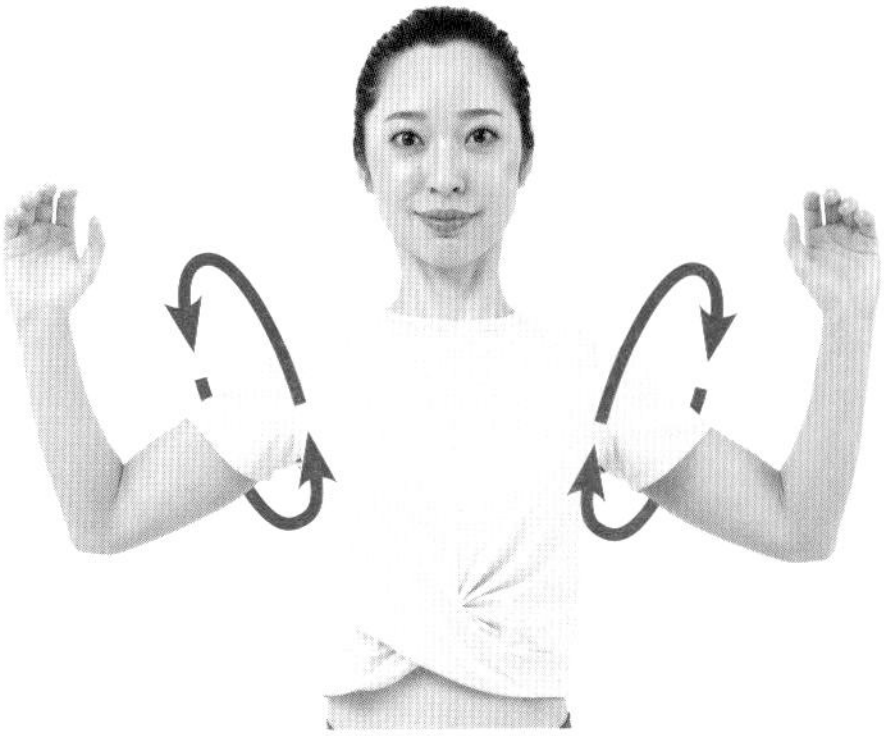

つまり、肩を後ろ回しにすると姿勢が正されます。駅のホームで電車を待っているとき、近所の人と立ち話をしているとき、テレビのＣＭ中やスマホ操作中など、ふとしたときに肩を後ろ回しにしてみてください。それだけで猫背予防にもなります。

第4講

日常でできる世界一のストレッチ

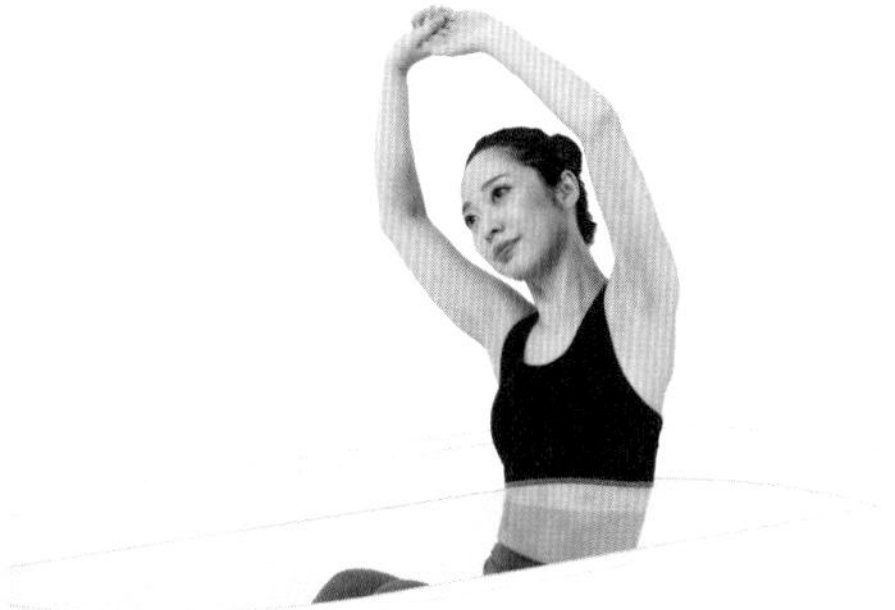

ストレッチと筋トレの違い

ストレッチとは単純に言えば、筋肉を伸ばす動作です。静的ストレッチと動的ストレッチの2種類に分かれていて、静的ストレッチは反動をつけずにゆっくり、動的ストレッチは反動をつけてもいいのでリズミカルに早く伸ばすという違いがあります。

一方、筋トレは筋肉に力を入れる動作です。

厳密に言えば、ストレッチで筋肉を伸ばしているときに別の部位の筋肉には力が入ります。たとえば、肩甲骨を回す場合は、胸の筋肉は伸ばされて背中の肩甲骨周りの筋肉には力が入っています。

静的ストレッチは筋肉をリラックスさせたりやわらかくするので、「今から力を入れます」というとき、たとえばスポーツの直前におこなうのは少しだけ不利です。入念にストレッチするのはいいのですが、筋肉がやわらかくなったり、副交感神経が優位になって精神的にリラックスした状態になってしまうので、競技者は動的ストレッチを好んでおこないます。スイッチを入れる意味では交感神経を刺激したほうがいいのです。

ストレッチの強度

よくストレッチは痛気持ちいいくらいで伸ばすのがいいと言われます。ストレッチは痛くてもまったく問題はありません。ある程度の痛みを感じたほうがしっかりと伸びているので筋肉はやわらかくなります。

あまりにも痛いとストレッチが苦痛になってしまうでしょうが、痛気持ちいいでは足りません。ちょっと痛みを感じる程度を推奨します。痛みに抵抗がある人は、痛気持ちいいところから始めて徐々に痛みが出ても伸びるところまで伸ばすというふうにステップアップしていきましょう。

柔軟性は他人と比較するものではないので、人よりもからだが固くても気にする必要はありません。伸びている感覚が大切です。反対にどれだけからだがやわらかくても伸びている感覚がないストレッチは効いていません。No pain No gain がストレッチの原則です。自分ができるところまで伸ばしてください。

「痛いストレッチは怪我が怖い」とおっしゃる方もいます。確かに急に反動をつけるストレッチをおこなうと筋肉や腱などの軟部組織の損傷につながります。たとえば、前屈していて後ろから人にぐいぐい押されると筋を傷めるリスクがあります。

しかし、自力でじわーっと伸ばす静的ストレッチで傷める心配はほとんどありません。痛くて怪我をするほど伸ばせないのが人間ですね。

伸ばそうと思うと息を止めがちになりますが、血圧が上がってしまうので自然に呼吸してください。よく「深く呼吸をしなさい」と言われますが、ストレッチ効果との関係はわかっていません。息を止めるのは悪い影響しかないので、普段どおりの呼吸でお願いします。

ストレッチの持続時間

ストレッチ効果とは、筋肉のやわらかさと関節の動きやすさの度合いで決まります。ある程度しっかりストレッチをすると、筋肉はやわらかくなり、関節も動かしやすくなります。

最低限のストレッチ効果が出る時間は部位によって違います。私たちの研究では、ふくらはぎは2分間、ハムストリングスは3分間です。ただ、細かく部位ごとに設定しても実践が難しくなってしまうので、本書では部位に関係なく2分間を推奨します。長くできる人はできるだけ長くしてください。長くすることで効果が増すことはあっても減ることはないので、丁寧にできるだけ長くストレッチをやっていきましょう。

また、この2分間のストレッチは10秒×12回でも、30秒×4回でも、60秒×2回でもかまいません。60秒は体感的にかなり長いので、個人的には30秒×4回をお勧めします。1回ごとはできるかぎり間を空けずに続けるのが望ましいです。2分間というまとまった時間が取れないときは、多少時間は空いてもいいので、合計で2分間以上になるようにストレッチをおこなってください。

どのくらい時間が空いても大丈夫なのか疑問に思われるかもしれませんが、じつは1回のストレッチでどのくらい効果が持続するのかはまだ明らかになっていません。ただ、2分間のストレッチによる柔軟性の向上効果はおおよそ20~30分程度だと言われています。先に筋肉のやわらかさがなくなって、徐々に関節の動かしやすさも減っていきます。関節のほうが効果は長く続くのです。

「30分しか効果が続かないのか」とがっかりされた方もいるかもしれません。しかし、一度ストレッチをすると、2回目、3回目に軽いストレッチをするだけでも効果は持続しやすくなると考えられています。

たとえば、朝2分間しっかりとストレッチをしたら、そのあと通勤途中や職場などで折に触れて5秒でも10秒でも軽くストレッチをするだけで効果は続く可能性があります。これができるかぎり生活のなかにストレッチを取り入れて、気持ちよく伸ばすことを習慣にしていただきたい理由です。

寝起きのストレッチ

それでは具体的なストレッチ方法をご紹介していきましょう。

朝起きてからだにスイッチを入れるのは動的ストレッチになります。ラジオ体操はすごくよい動的なストレッチです。伸びたり、曲げたり、からだを反らしたり、回したり。多様な要素の入ったよくできた全身の動的ストレッチです。

ただ、寝ているからだをいきなりたたき起こすことになるので、からだを少しほぐしたり、温めて、動かす準備が必要です。

ラジオ体操前に静的ストレッチを軽く入れましょう。寝ていると背中がまっすぐな状態なので、腰をひねるストレッチをします。大の字に寝て、片足を上げて反対側へもっていきます。このときに曲げにくい人は軽くひざに手を添えてもかまいません。ポイントはお尻を浮かせて腰をぐるっと回すのではなく足だけをクロスして、股関節周りに効くように腰をひねることです。顔はまっすぐ天井を見たままです。

次にひざを抱えてお尻の筋肉を伸ばします。片脚ずつおこないます。ひざがまっすぐだとお尻の筋肉（大殿筋）、ひざを少し斜めに入れるとお尻の上の筋肉（中殿筋）と股関節周りの筋肉（梨状筋）が伸ばされます。

寝起きのストレッチ

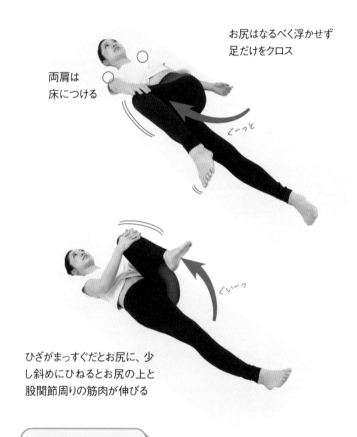

お尻はなるべく浮かせず
足だけをクロス
両肩は
床につける
ぐーっと

ぐいーっ

ひざがまっすぐだとお尻に、少し斜めにひねるとお尻の上と股関節周りの筋肉が伸びる

30秒 × 4回

立ち仕事のストレッチ

販売系の職業などで立ち仕事をしている人は腰やふくらはぎに負担がかかっています。ヒールなどを履いて足が痛くなるのは物理的な話なので靴を変えるしかありませんが、腰が痛くなる場合には前屈と後屈で腰の筋肉を伸ばして対策します。腰が一定のところで止まっているから痛いのが出るのです。

立ち仕事のストレッチ ①

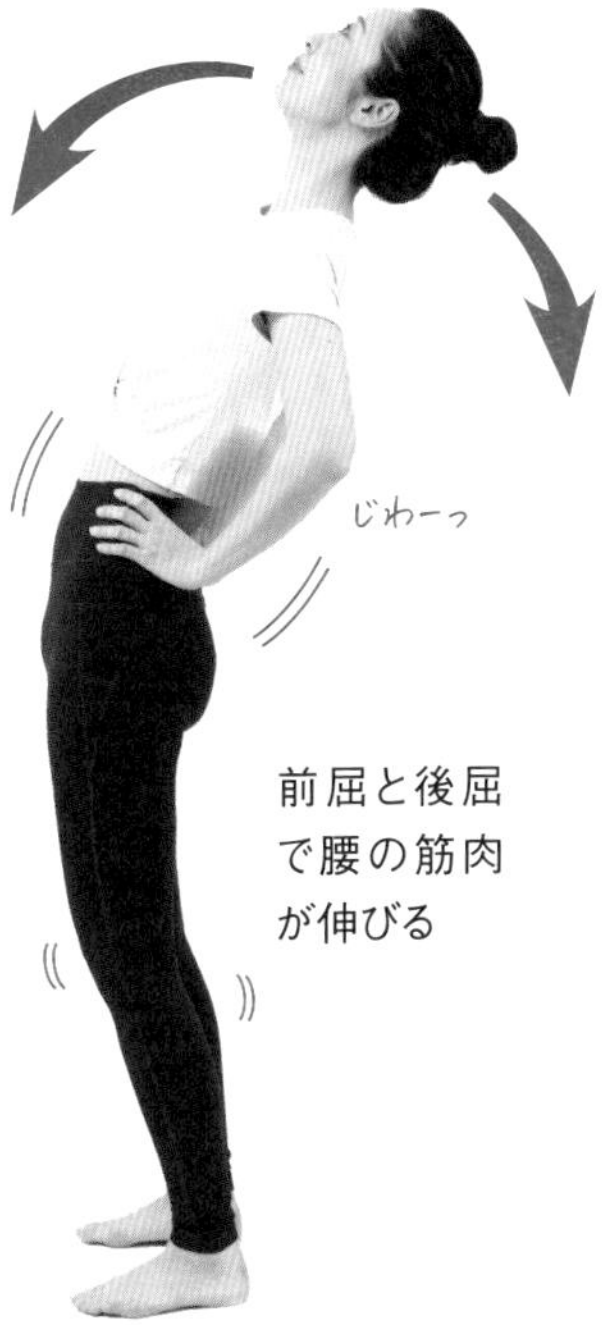

前屈と後屈で腰の筋肉が伸びる

30秒×4回

ももの前側の筋肉が張ってしまう人もいるので、その場合にはひざを曲げて、足をお尻に近づけるようにぐーっと引っ張ってあげましょう。

立ち仕事のストレッチ ②

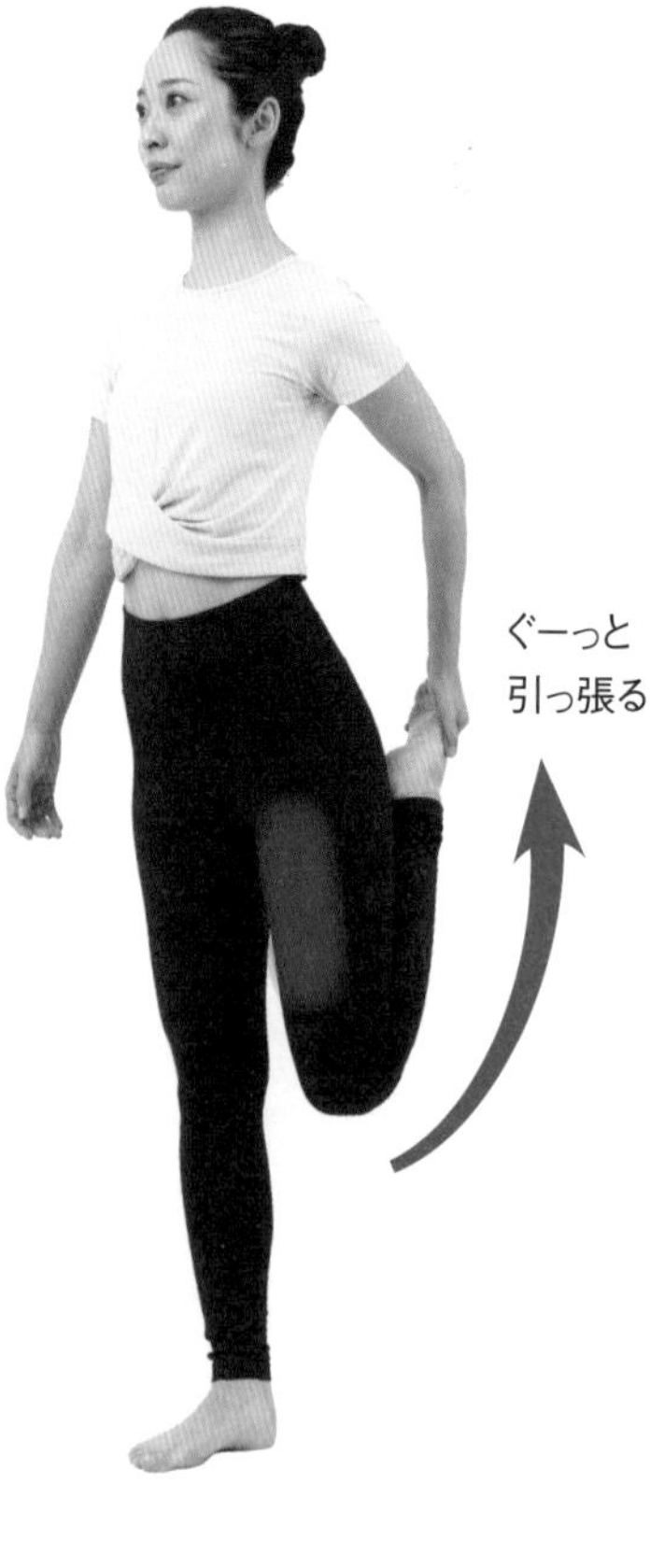

座れる場所があれば、片足を反対側の足のももに乗せて、上半身を前へ倒します。これは寝ているときのストレッチと同じところを伸ばしています。寝ている

ときには足を近づけましたが、座っている状態だとからだを近づけることでお尻の筋肉（大殿筋）が伸びます。

立ち仕事のストレッチ ③

上半身を前に倒す

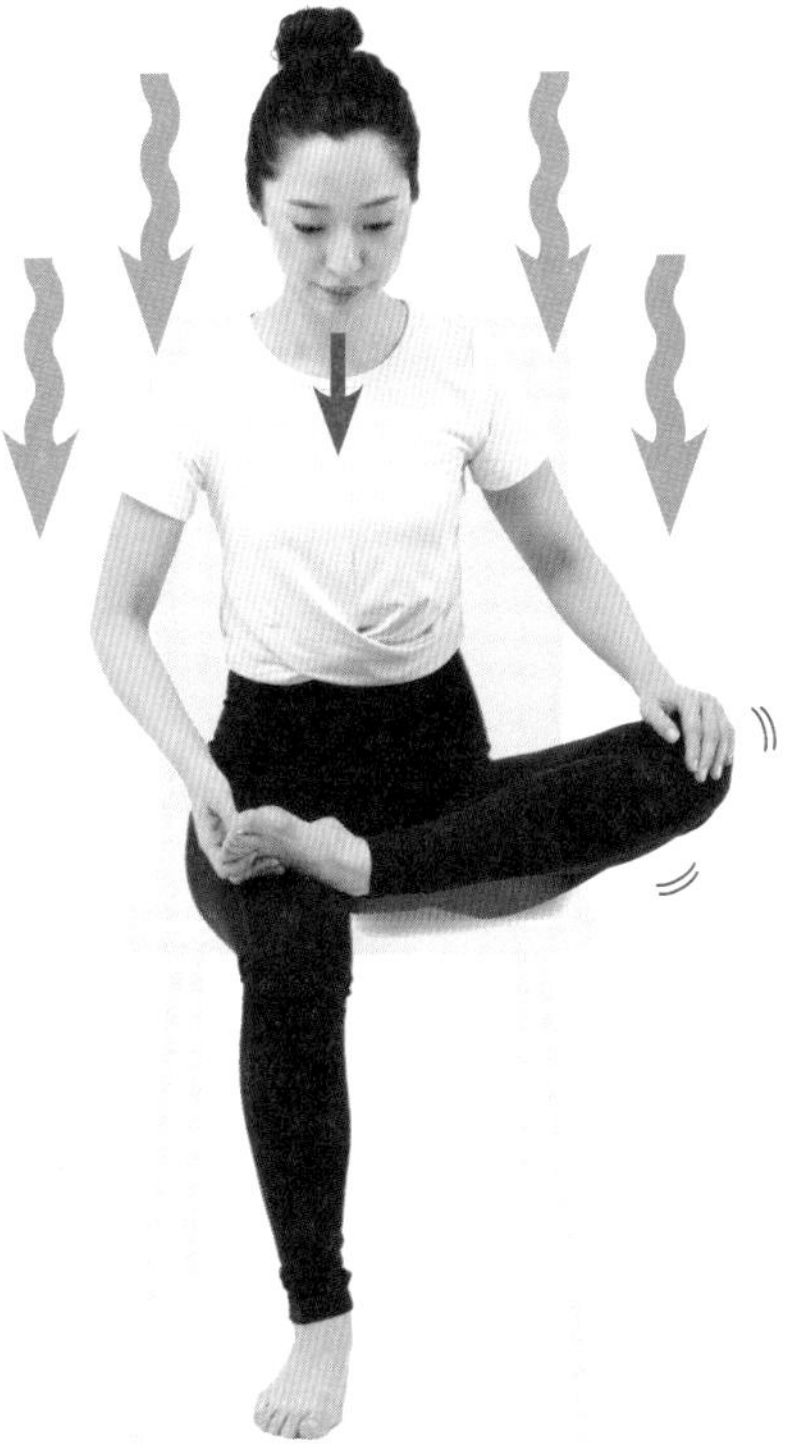

また、洗い物をずっとしていると腰が痛くなるという人は少なからずいらっしゃいます。仁王立ちで洗い物をすると腰が反ってくるので、片足を低い台に乗

せることで改善することがあります。足を台に乗せるだけで腰が反りにくくなるからです。

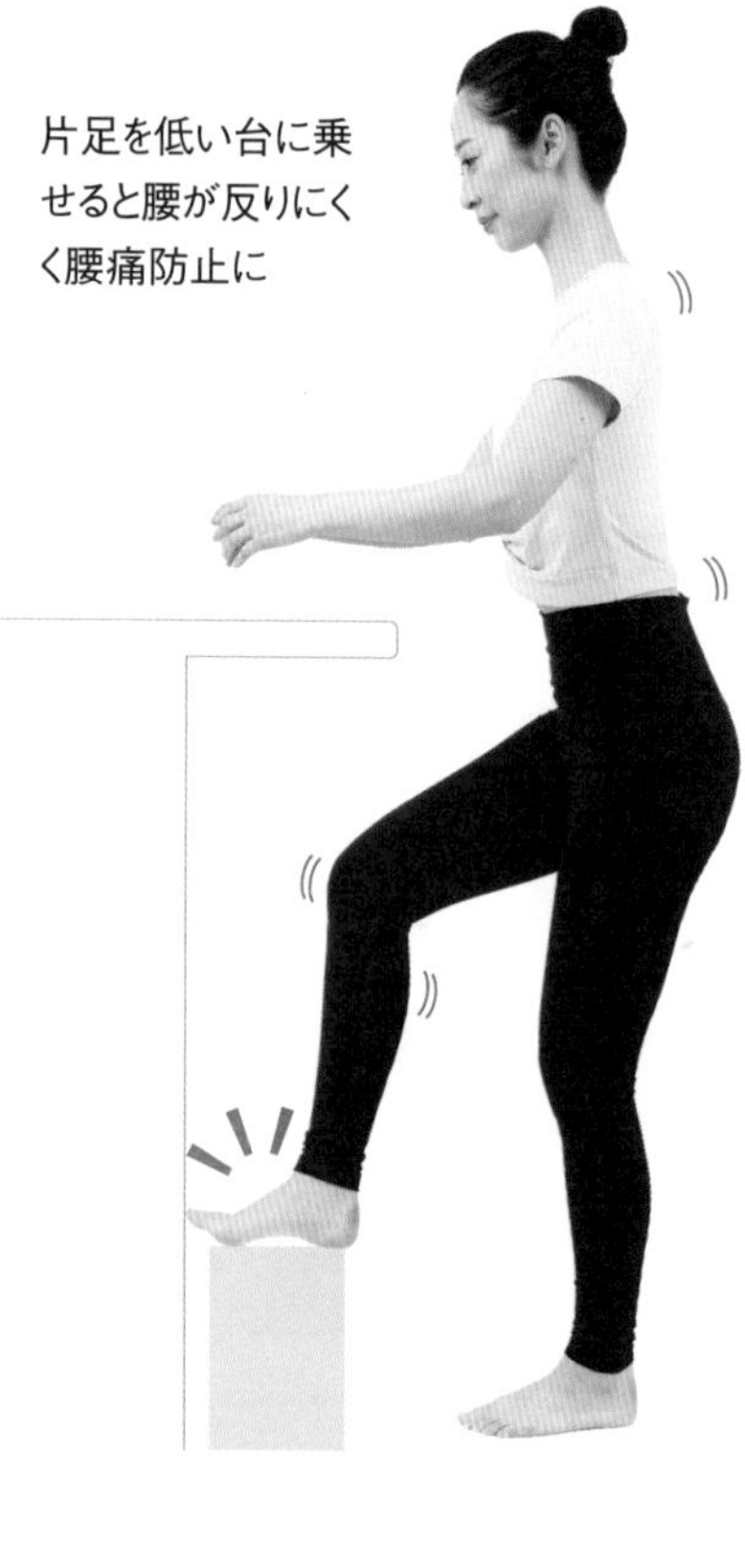
片足を低い台に乗
せると腰が反りにく
く腰痛防止に

カウンターでの接客であったり、立ったままの姿勢を長く維持しなければならない人も取り入れてみてください。

座り仕事のストレッチ

座り仕事をしている人は、頭が前に出て猫背気味になることで、頭を支える首の筋肉に負担がかかっています。首の後ろの筋肉を伸ばしましょう。両手を後頭部で組んで前へ倒します。

次に首の横の筋肉を伸ばします。しっかりと首の横をストレッチするために、肩を落としながら頭を横にじわーっと倒しましょう。難しい場合は椅子の端を持ってください。肩の位置が固定されてやりやすくなります。

座り仕事のストレッチ ①

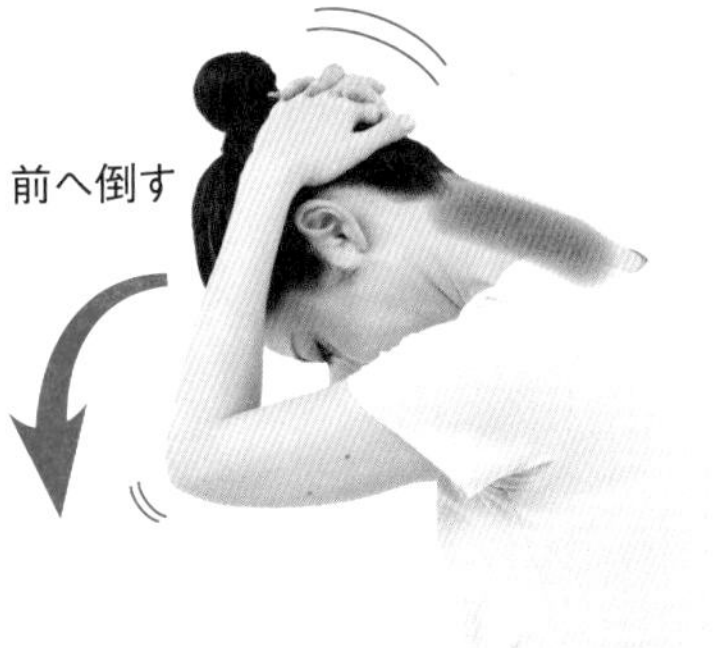

30秒×4回

頭を横に倒すときに、顔を横に向けると少し違う筋が伸びます。

座り仕事のストレッチ②

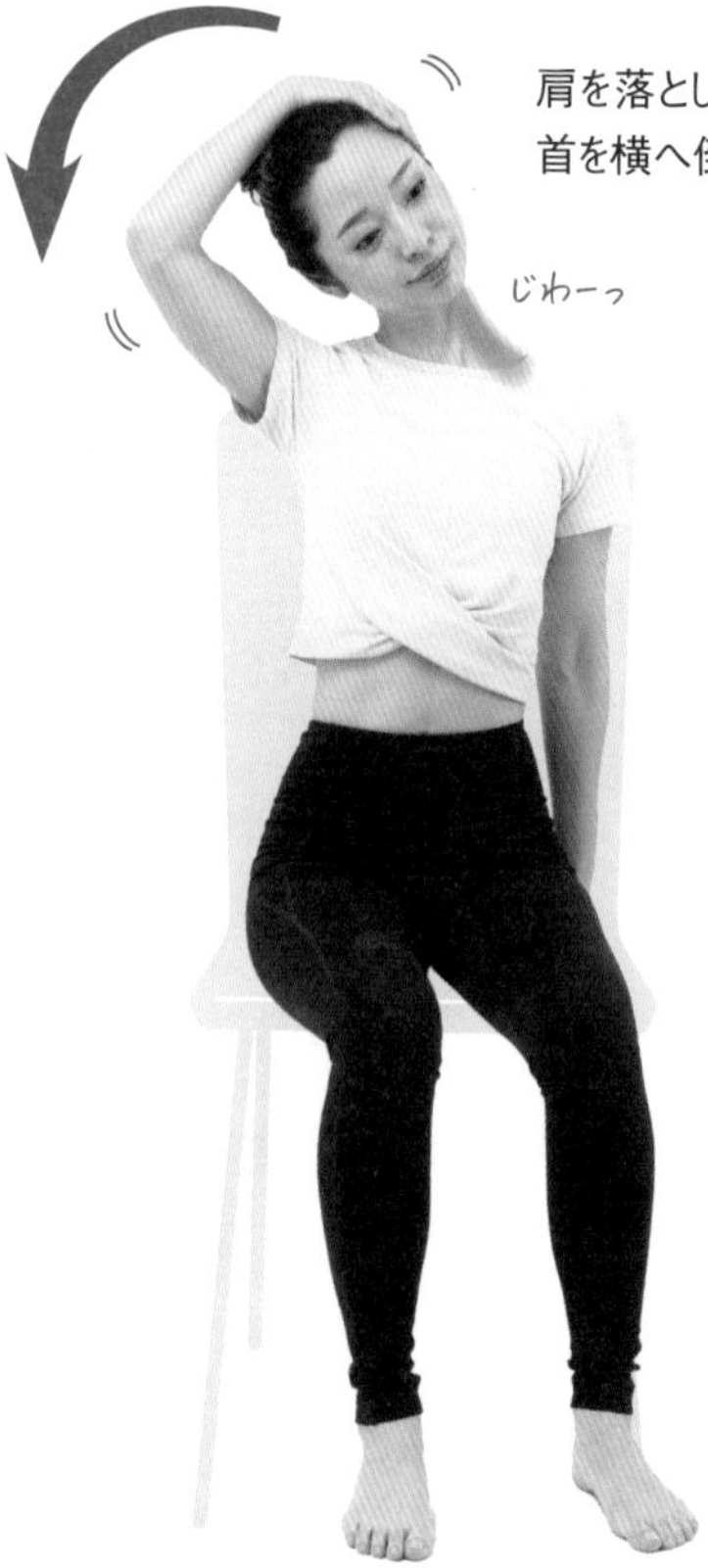

30秒×4回

背中が丸まると胸の筋肉が縮こまるので、壁に手をついたまま野球のピッチャーがボールを投げるときのように胸を開きます。頭が自然と横を向いて胸の筋肉が伸びるはずです。

座り仕事のストレッチ ③

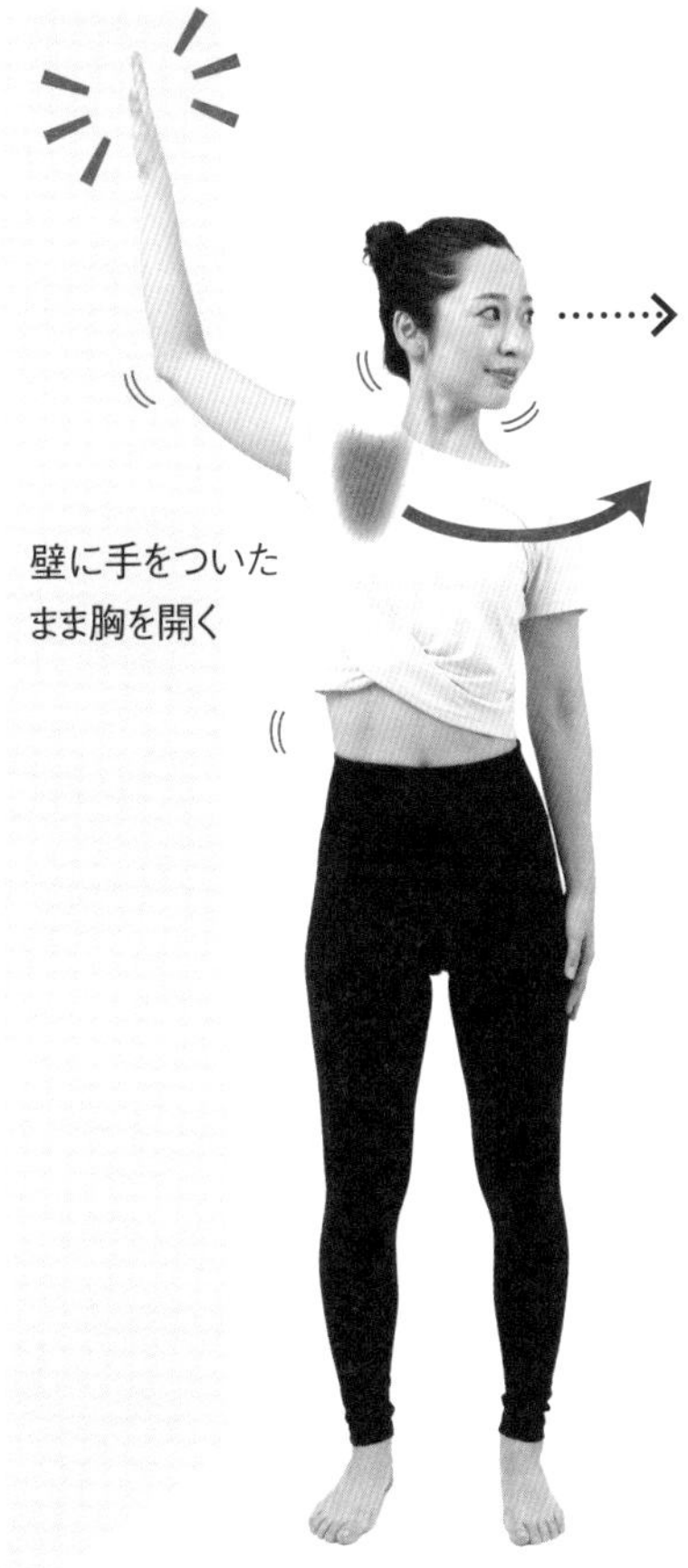

30秒×4回

腕が疲れるという人はキーボードが低くて、腕を下げたままタイピングしてしまっています。前腕が疲れているので、グーにした手を反対側の手で持ちながら腕を伸ばします。前腕が伸びてストレッチされるのがわかると思います。手に力を入れすぎるとしんどいので、軽く握るくらいがベストです。

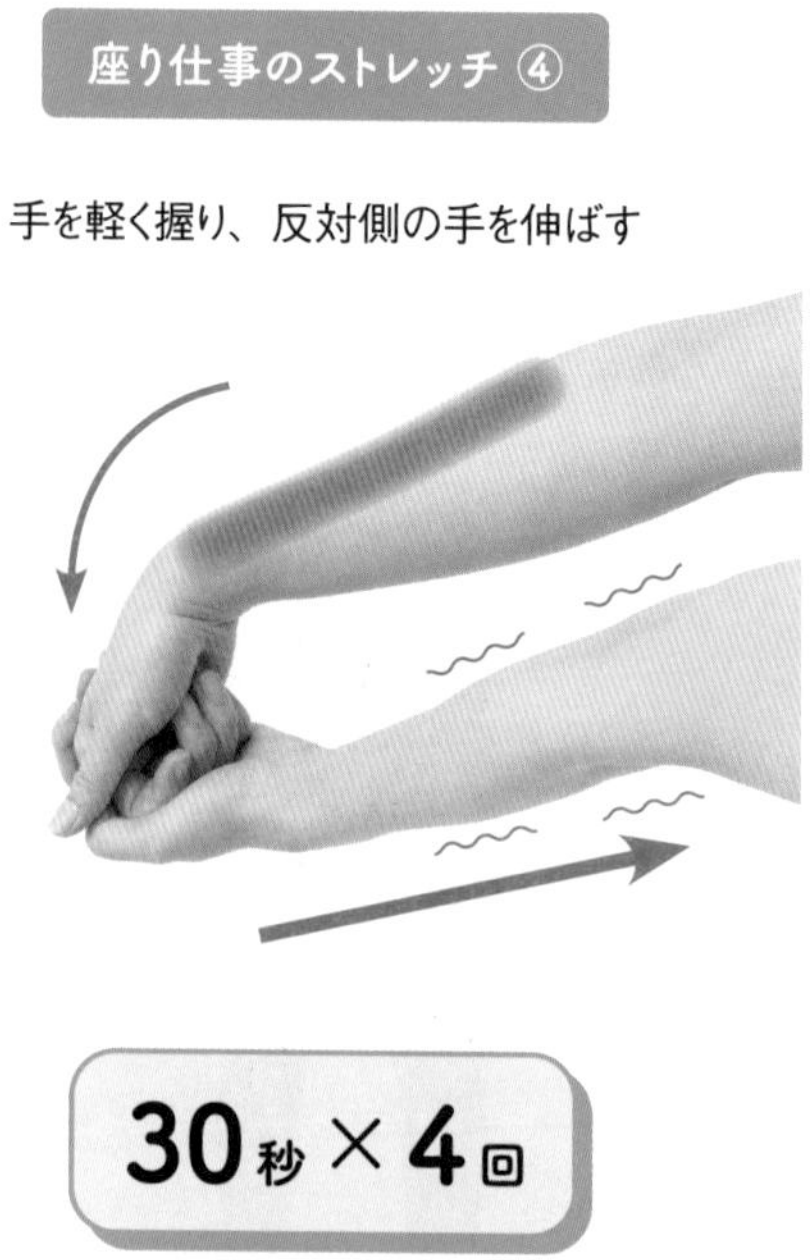
座り仕事のストレッチ ④
手を軽く握り、反対側の手を伸ばす
30秒×4回

信号待ちのストレッチ

外を長時間歩いて足が疲れたなと感じたら、ふくらはぎの筋肉に負担がかかっています。アキレス腱伸ばしをしましょう。ちなみに一般にアキレス腱伸ばしと呼ばれますが、アキレス腱は本来やわらかくなりません。人間のからだは筋肉に力を入れると腱に力が伝わって骨を動かします。もし腱がやわらかければ、ぐらぐらして力が骨にうまく伝わりません。とくにアキレス腱はからだでいちばん硬い腱です。強い力をかけた場合、ほとんど伸びず急にちぎれてしまう部位です。

体育祭のリレーで保護者の方がいいところを見せようと張り切って走り出すとアキレス腱を切ってしまうことがあります。運動の習慣がないと反動をつけて準備体操をしただけで切れてしまう人もいます。それは一気に強い負荷がかかったことに加えて、知らず知らずのうちの老化現象と日々のちょっとしたダメージが積み重なったのだと考えられます。

だから、アキレス腱伸ばしでは決して反動をつけないでください。アキレス腱の上の筋肉を伸ばすイメージで、じわーっとゆっくり前に体重をかけていきます。かかとを床につけたほうが伸びはわかりますが、つけてもつけなくてもかまいません。上体はできるだけ前へいくことが重要です。十分伸びたあとには動的ストレッチをどんどん入れてもらっても大丈夫です。

動的ストレッチの代表的なものはラジオ体操のように掛け声をかけながらの屈伸や「1、2、3、4……」と言いながらかかとを上げ下げしてアキレス腱を伸ばす動作を指します。実際に走ったり動いたりする前の動的ストレッチは準備運動として有効です。

もし重い荷物を持っていたら、信号待ちで腕の疲れをとるためのストレッチをおこなえます。手をパーの形にして手首を90度上に反らします。反対側の手で指

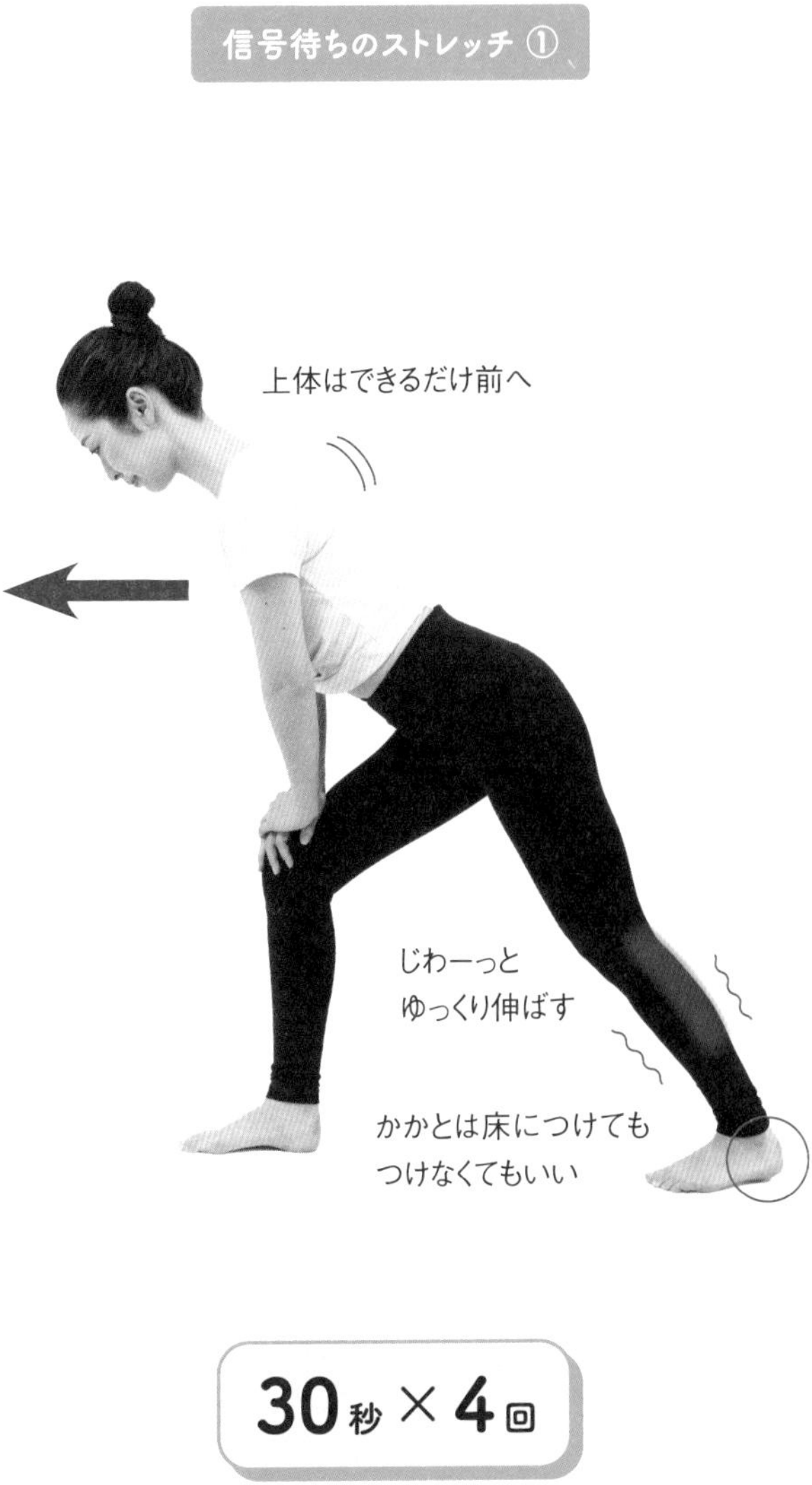
信号待ちのストレッチ ①
上体はできるだけ前へ
じわーっと
ゆっくり伸ばす
かかとは床につけても
つけなくてもいい
30秒×4回

を持ちながら、からだ側に反らせます。手をグーにしたとき（「座り仕事のストレッチ④」）と反対側の筋肉が伸びます。

信号待ちのストレッチ ②

ぐーっとからだ側に手を反らす

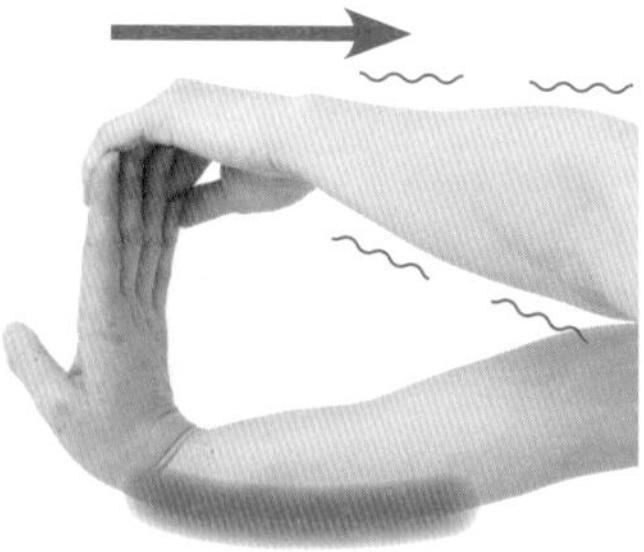

30秒×4回

プレゼン前のストレッチ

大事な場面で緊張をほぐしたいときは大きな筋肉を伸ばしましょう。その分リラックスできます。簡単にできるのは伸脚です。もも裏の筋肉がストレッチされます。浅くしゃがんだままだとあまり効果がないので、しっかりしゃがみ込んで深くもものの裏側を伸ばす「伸脚」をしましょう。

いちばん大切なのは呼吸です。緊張する

プレゼン前のストレッチ

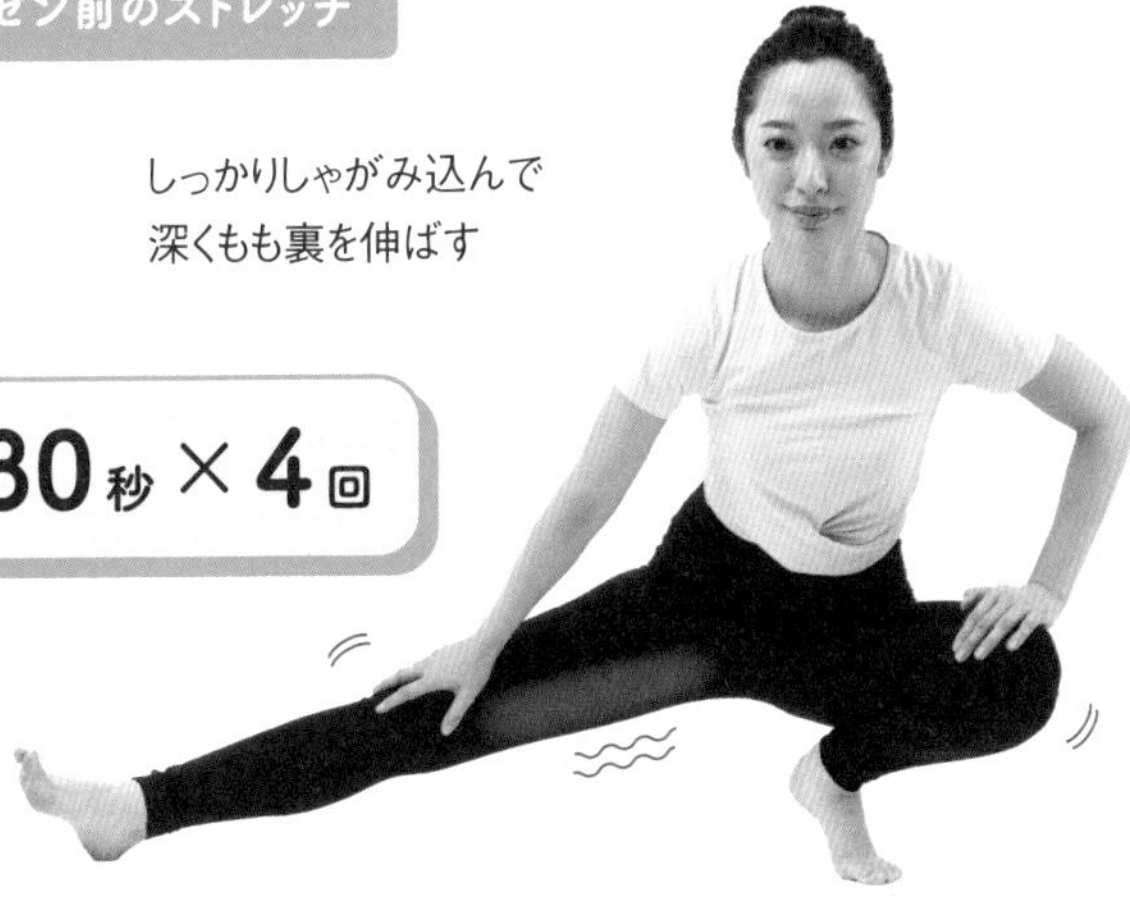

しっかりしゃがみ込んで
深くもも裏を伸ばす

30秒×4回

とどうしても呼吸が浅くなります。息を止めてしまうとリラックス効果が減るため、吸って吐いてを自然におこないましょう。

眠気を吹き飛ばすストレッチ

静的ストレッチは副交感神経を優位にするので、気分はリラックスへ向かいます。もし眠気を感じていたら、交感神経を優位に働かせる動的ストレッチをおこないましょう。

デスクワークなどで集中力が切れてきた、頭がぼーっとしてきたときに、肩甲骨を引き寄せるイメージで、小刻みに背中の筋肉を収縮させます。胸の筋肉がストレッチされます。

立ったほうが眠気は覚めるので、片足を上げて股関節をぐるぐる回すのもいいでしょう。バランスが取りにくいときには回す足のつけ根に軽く手を添えてください。

またその場で軽くジャンプをしたり、屈伸運動するのも気軽にできる動的スト

眠気を吹き飛ばすストレッチ ①

肩甲骨を引き寄せるイメージで小刻みに
背中の筋肉を寄せる、ゆるめるを繰り返す

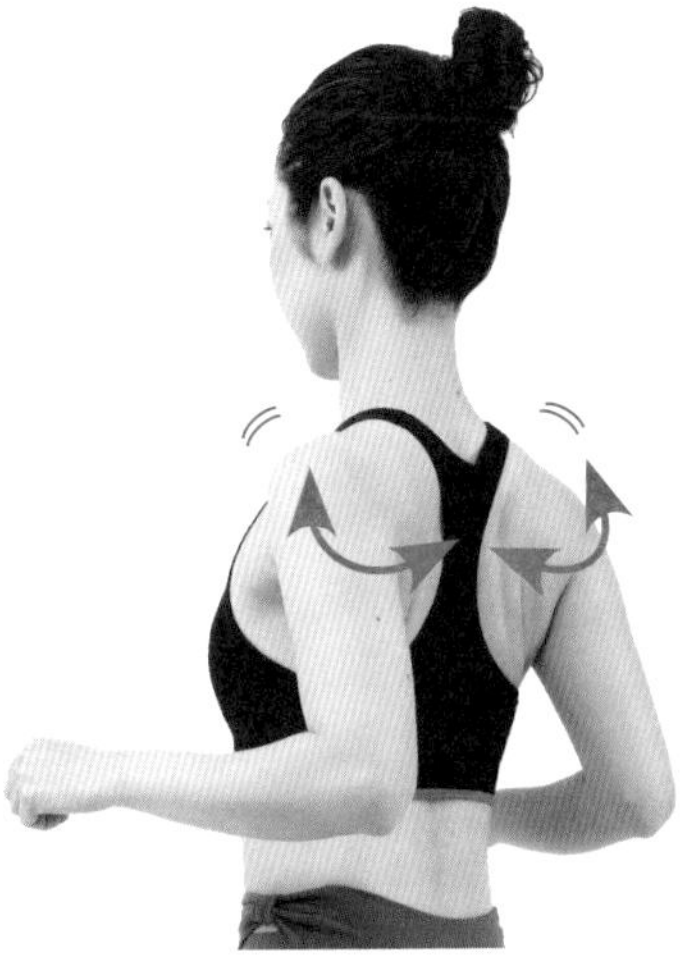

30秒×4回

レッチで、眠気を吹き飛ばすのに有効です。

眠気を吹き飛ばすストレッチ ②

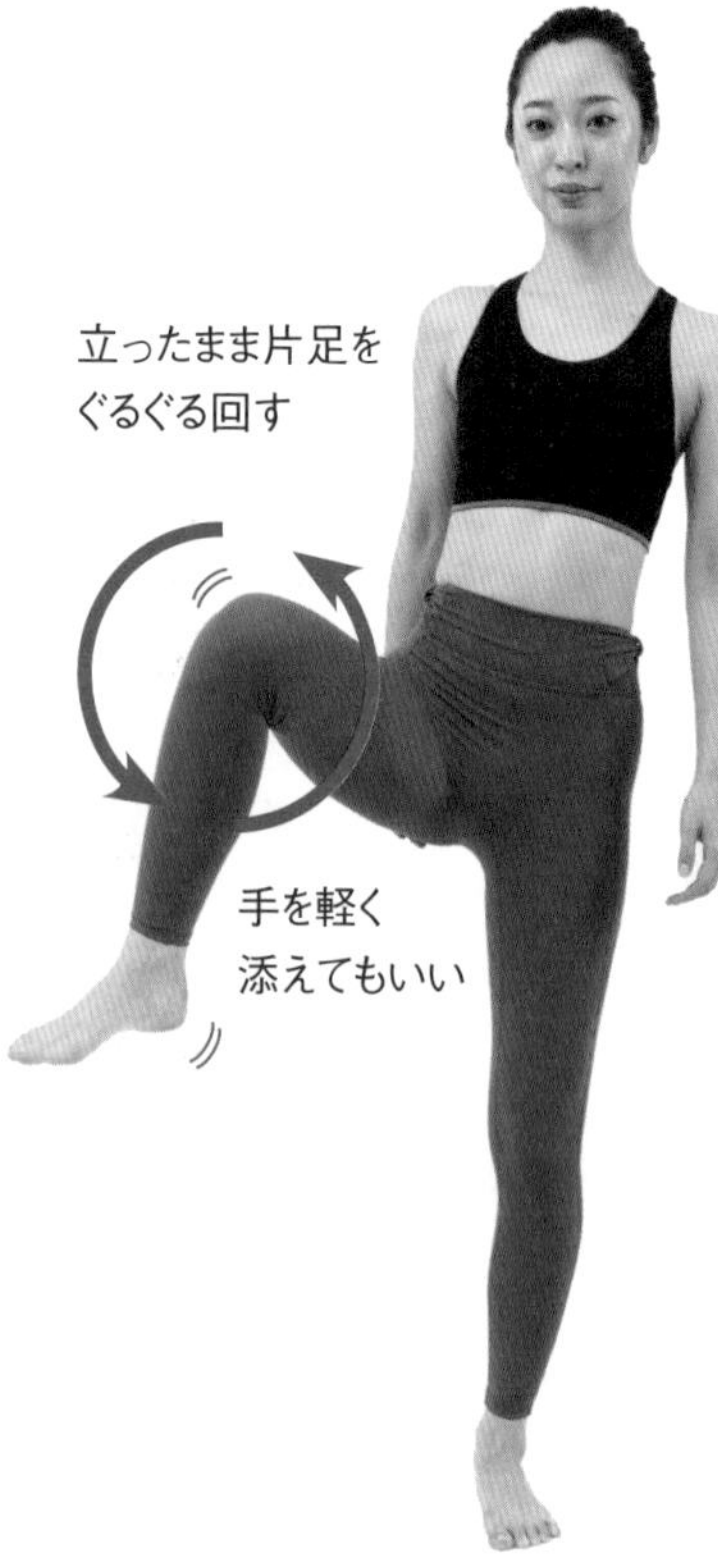
立ったまま片足を
ぐるぐる回す
手を軽く
添えてもいい

30秒 × 4回

入浴中のストレッチ

前述のとおり、お風呂に入るだけでは期待するほど筋肉はやわらかくなりません。ただ、からだが温まっていると筋肉が伸びやすい条件は整うので、入浴中にストレッチをすると効果は高くなります。

浴槽に入っていると下半身は動かしにくいので、上半身のストレッチをおこないます。手を頭の上で組ん

入浴中のストレッチ

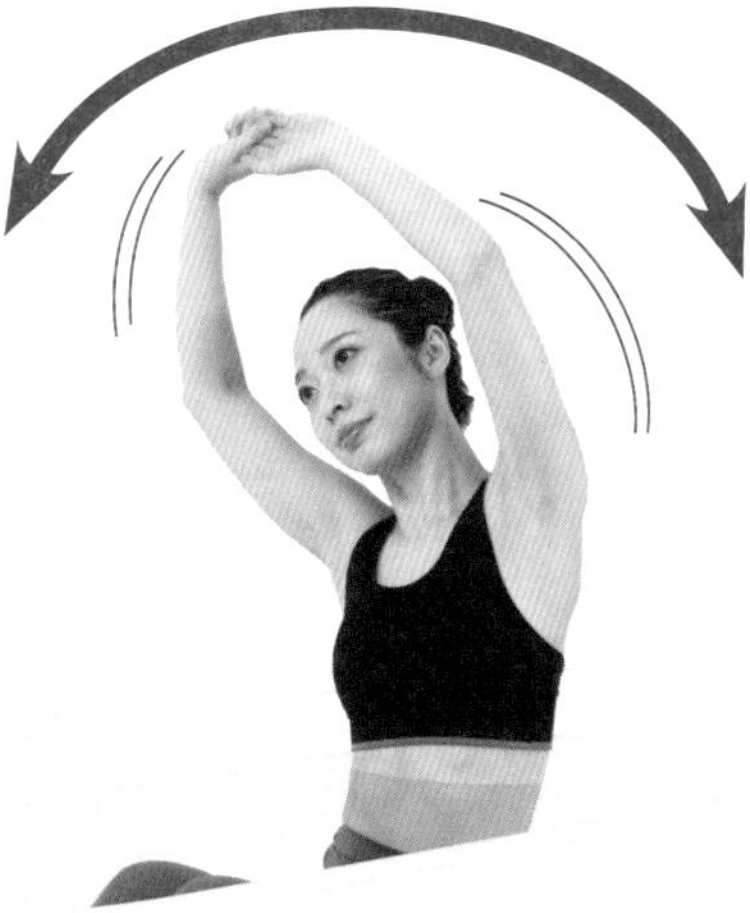

左右倒しにくい側を重点的に!

30秒×4回

で背中を伸ばしましょう。背伸びのような形で横に倒すと背中の横の筋肉がストレッチされます。左右どちらか倒しにくいほうを重点的におこないましょう。

筋肉は引っ張った強さに比例してやわらかくなります。輪ゴムを思いっきり引っ張ると、手を離したあともある程度長く伸びた状態になるのに似ています。からだが固いとストレッチしたときに痛みが出て強く引っ張れません。そこで入浴すると血の巡りがよくなって、痛みを感じにくくなるので、普段と同じ強度のストレッチでも筋肉を伸ばすことができます。

お風呂上がりのストレッチがいいと言われるのはこれが理由です。ですから、入浴中におこなってもいいわけです。ただ、脱水症になる恐れもあるので、長時間入浴をしながらのストレッチには注意してください。

首こり改善ストレッチ

首の張りやこりは多くの人が日常的に抱えている不調でしょう。首の筋肉（とくに後ろ側）が硬くなっているのでストレッチします。

背筋を伸ばして、ニワトリのように首だけ動かして頭を真後ろへ引きます。頭を元の位置に戻したら、またゆっくりと同じ動作を繰り返します。あごは引いたままです。

首の筋肉が硬くなる原因は猫背になって頭が前に出ることから起こっています。その反対の動きをするために、頭を水平に後ろへ引くイメージをしてもらえるとわかりやすいです。

この動作をしている最中は二重あごになるので、とくに女性は不安になられますが心配はご無用です。このストレッチで二重あごの癖がつくようなことはありません。

首こりの改善ストレッチ

あごを引いたまま首だけを動かして頭を水平に後ろへ引く

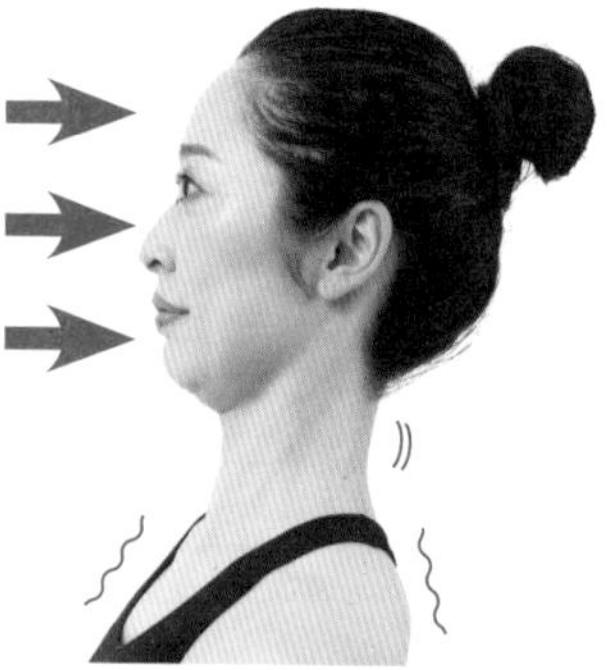

30秒×4回

肩こり改善ストレッチ

肩こりも多い不調です。これも首のこり同様に猫背が原因となっています。姿勢を元に戻すために、丸めたバスタオルを背中に敷いて、仰向けに寝てください。これだけでも背筋が伸びます。もっと伸ばしたいときにはひざを立てた状態で足を左右に倒しましょう。頭はまっすぐ天井を見たままです。猫背の矯正になります。

「肩こり改善なのにどうして背中を伸ばすのか？」と疑問に思われるかもしれません。

つねに筋肉に力が入ることがこわばりにつながります。肩の筋肉をス

肩こり改善ストレッチ

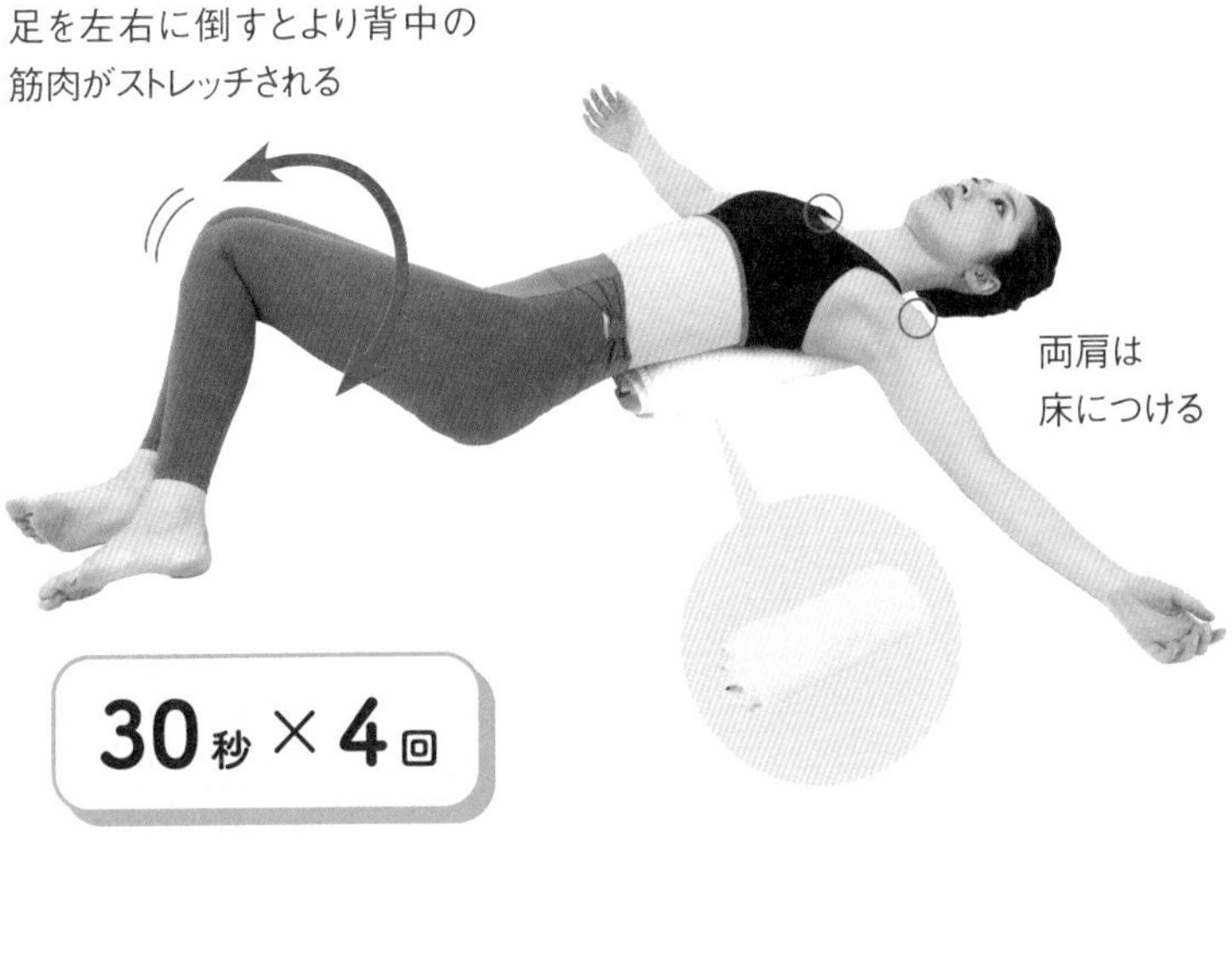

足を左右に倒すとより背中の筋肉がストレッチされる
両肩は床につける
30秒×4回

トレッチすれば一時的に肩こりはやわらぎます。しかし、それではほんとうの原因である姿勢が改善されないので、肩こりは再発ます。そこで姿勢を戻すことを優先するために背中のストレッチをします。これは猫背が原因の首こり改善にも有効です。

背中のこり改善ストレッチ

デスクワーカーはとくに背中（肩甲骨周り）が凝ったような感覚になる人もいるでしょう。

胸を張った状態で、ひじを後ろ回しでぐるぐる外に大きく回します。平面の動きにならないように注意してください。背中が丸まっているので、背中の後ろの筋肉に力を入れるトレーニングを兼ねた背中のこり改善ストレッチになります。

腰の不調改善ストレッチ

腰が張っていれば、背中の筋肉、ももの筋肉（股関節周り）のどちらかが硬くなっていると考えられます。

背中のこり改善ストレッチ

ひじを後ろ回しでぐるぐる外に大きく回す

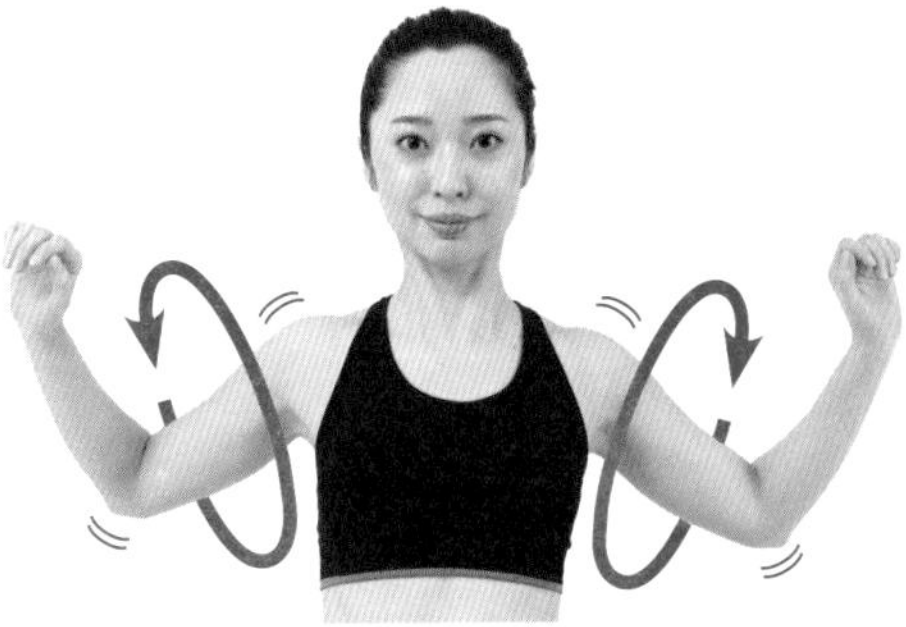

30秒×4回

まずは猫のポーズです。四つん這いになってひざを床についてください。両手を伸ばして背中を反らせることで背中の筋肉が伸びます。頭は下げず、まっすぐ床を見たままです。

次に股関節周りの筋肉をストレッチします。手を自然に腰のあたりに置いたまま片ひざを床につきます。体重を前にかけると股関節周りの筋肉が伸びます。背筋は伸ばしたままです。ひざが痛い人は無理をしないでください。

腰の不調改善ストレッチ ①

30秒×4回

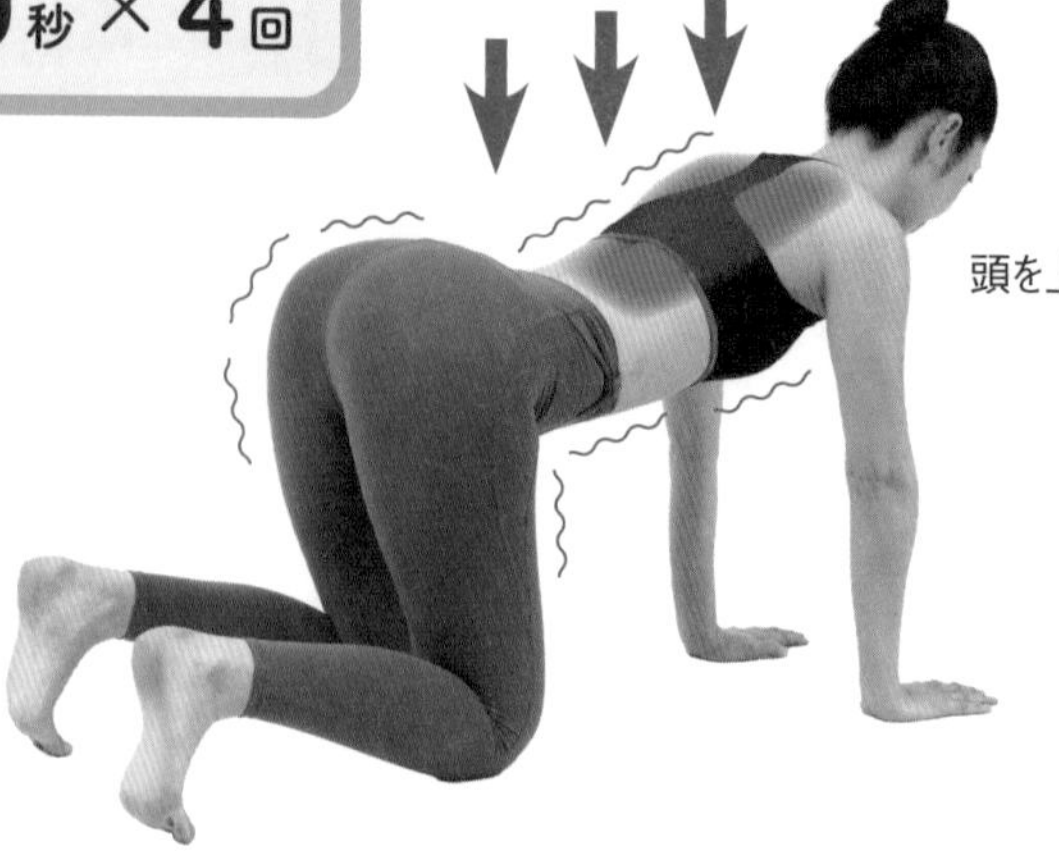

腰の不調改善ストレッチ ②

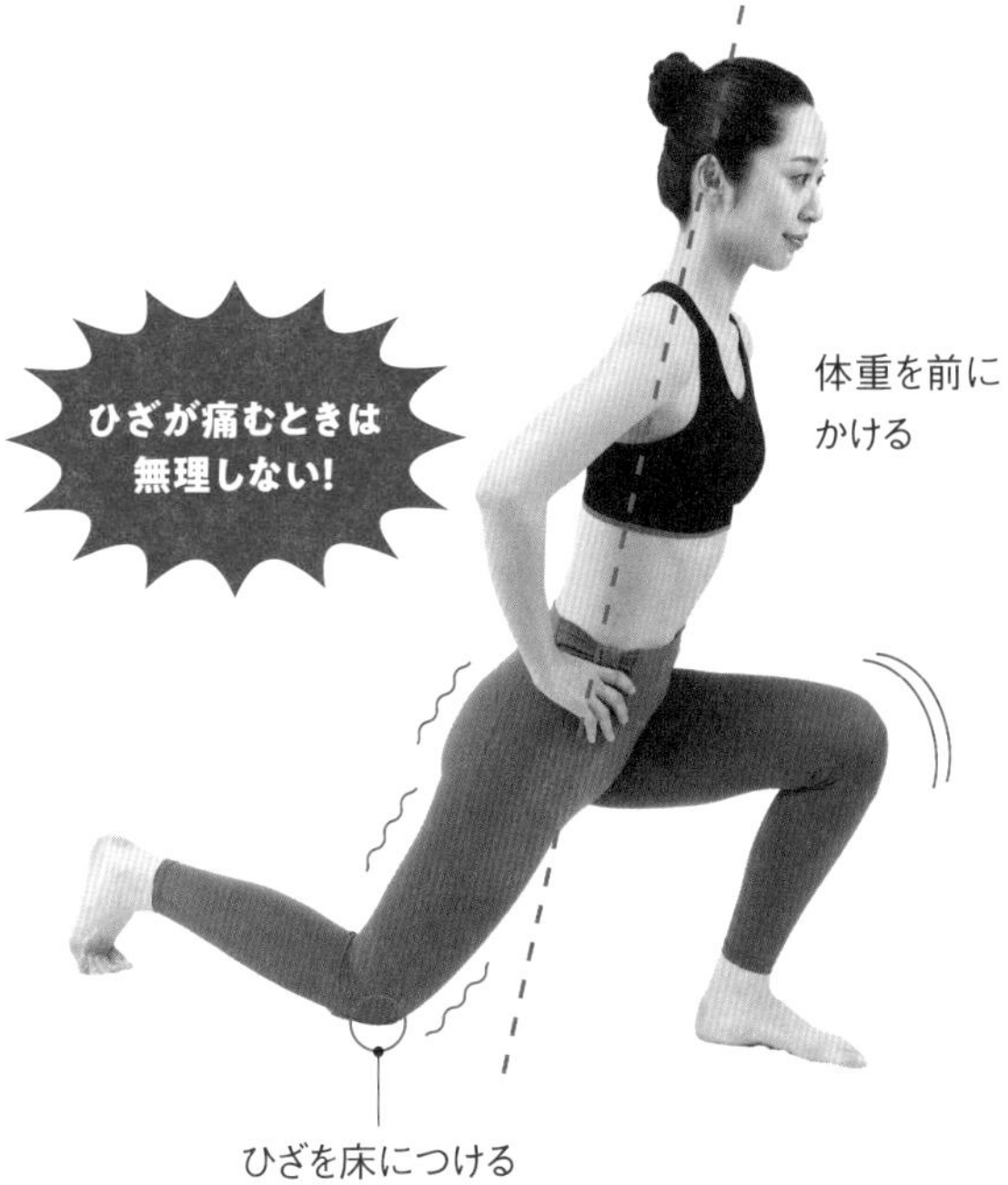
ひざが痛むときは
無理しない!
体重を前に
かける
ひざを床につける

30秒 × 4回

足首の不調改善ストレッチ

老化のサインとして、股関節、足首、肩が動きにくくなるという話をしました。足首の柔軟性が落ちるとしゃがめなくなったり、つまずきやすくなります。

タオルやエクササイズバンドを片足に引っ掛けて、仰向けのまま足を上げます。足首と同時にもも裏のス

足首の不調改善ストレッチ

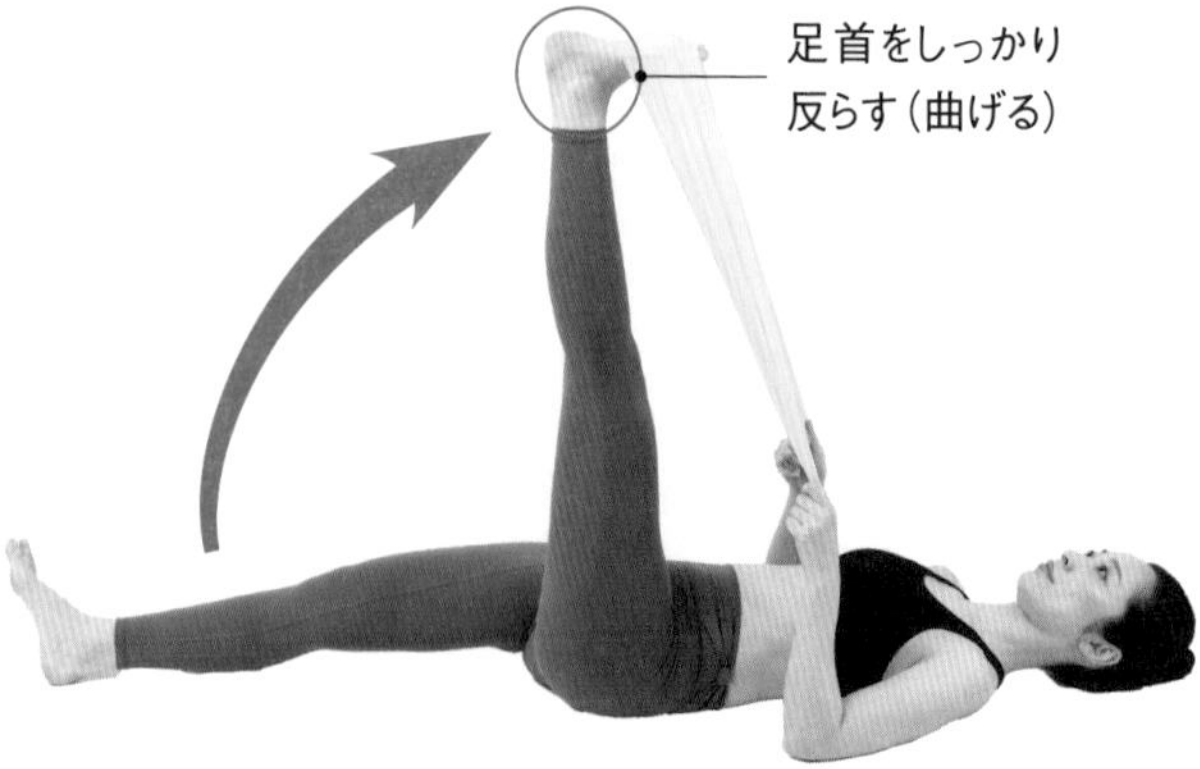

30秒×4回

トレッチにもなります。

足首は反らしたほうがもも裏が伸びると言われますが、痛みが増すだけでストレッチ効果は変わりません。むしろ足首をしっかり反らしたほうがもも裏の筋肉はやわらかくなります。

足首を反らすと痛みで足が上げられない人は、もも裏の筋肉がしっかり伸ばせないので反らす必要はありません。

第5講

不調の原因を根本的に改善する3秒筋トレ

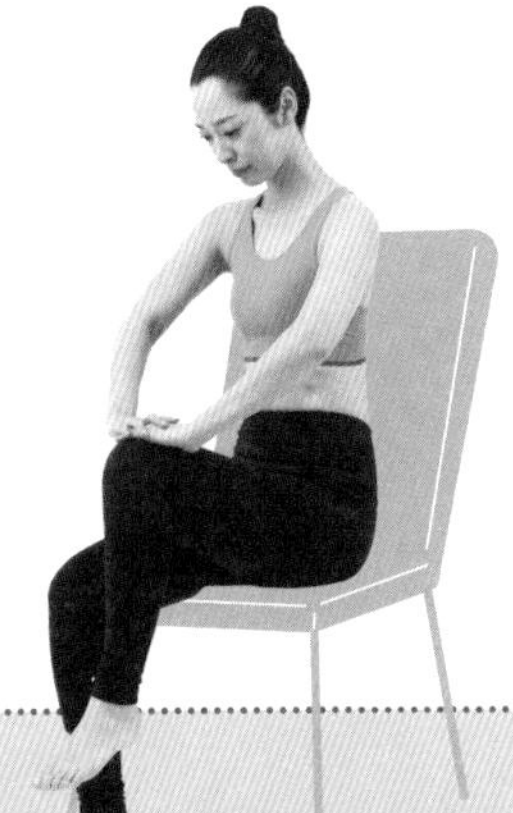

筋肉をつけることで不調が消える

ストレッチはあくまで筋肉の負担が少ない状況に戻すため、最初の段階でおこなうものです。からだの不調を根本的になくすためには、そもそもの負荷に耐えられる筋肉をつける必要があります。

たとえば、猫背だと胸の筋肉（大胸筋や小胸筋）が縮こまった状態になります。その筋肉を伸ばすストレッチは当然必要ですが、からだの後ろ側の筋力を上げないと胸の筋肉を引っ張り返せないので猫背は改善しません。

こう考えると、利き手・利き足がある時点で筋肉量にもそれぞれ違いがあり、前後左右対称の完璧な姿勢でいることは不可能だと考えられます。デスクワーカーならマウス操作する手をよく使っているなど、片方の手や足を優先的に使いすぎてしまう動作は日常的に起こっています。何かをするときに利き手のほうがスッと動きますし、ラクです。

たとえば、重い物を右手で20キログラム、左手で10キログラムまで最大で持ち上げられるとします。両手で物を持つと弱いほうの腕に引っ張られてしまうので、重い物を長時間持つとからだは左右どちらかに傾いていきます。

からだの癖をなくすことはできないので、負荷に耐えられる筋肉トレーニングをすることが必須となります。

鎖骨の下のあたり、胸の少しへこんだ部位を押してみましょう。硬くなっていたり、痛気持ちよさを感じる人はいますか？　猫背気味の姿勢になっている可能性があります。背中が丸くなるとこの胸の奥の筋肉（小胸筋）が収縮して、硬くなります。小胸筋は肩甲骨につながっているので縮こまると、肩甲骨が前のほうに引っ張られてしまうので猫背が助長されます。

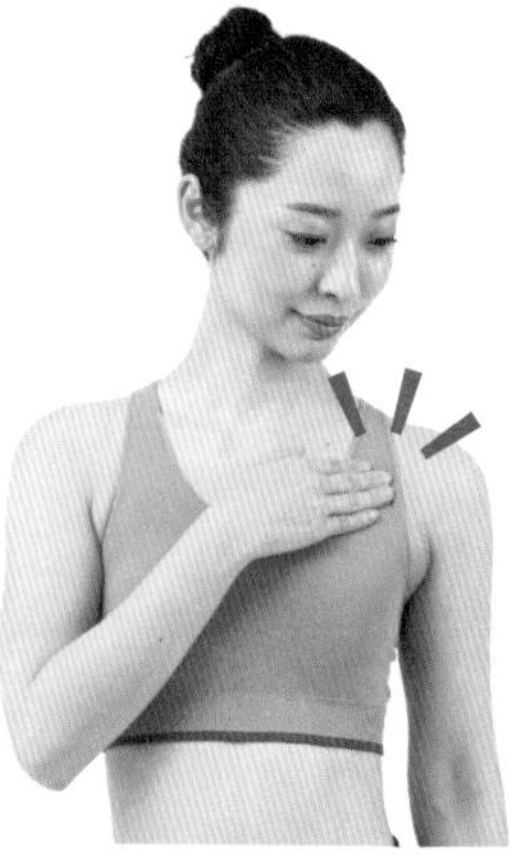

胸の奥を押して痛みを感じたり、筋肉が硬くなっていると猫背の可能性が!!

わたしは週3~4日のペースでトレーニングをして、ベンチプレスで100キログラムを挙げています。小胸筋が硬くなったままだと肩を痛めるリスクがあるので、ベンチプレスの前には必ず小胸筋を押してこわばりがないか確認します。

胸の筋肉と背中の筋肉ではどうしても胸のほうが大きいので、同じ量だけトレーニングをすると猫背になっていきます。反対に言えば、トレーニングをせずに胸と背中の筋肉が同じスピードで衰えてくると前に頭が倒れていきます。

ヒトの頭の重さは個人差があるのですが、一般的には体重の約10パーセントほどです。70キログラムの男性なら頭の重さは7キログラムとなります。ボウリング球の重さは最高で16ポンド（7・25キログラム）ですから同程度です。かなりの重量ではありませんか？　それが肩のラインにしっかりと乗っていれば、重力で下に引っ張られても姿勢は崩れません。

猫背になると頭が前のほうへ倒れるので、その分、首の後ろの筋肉をつねに引っ張り上げないと頭の重さを支えきれなくなります。首が痛くなるか背中が痛くなるか、人によって違いますが、どちらも背中の筋トレをすれば解決できることが多いです。
また、猫背とよく併発する反り腰の人は、お腹を前に出すことで頭の位置を戻して重心が前にいかないようにしています。腹筋が弱い傾向があるので、反り腰の場合には背中とお腹の筋肉を鍛えることで姿勢はよくなっていきます。

多くの不調は頭が前に出て背中が丸まることから始まります。まずはストレッチをして姿勢を戻し、それをキープするためにからだの後ろ側の筋肉をトレーニングすることで改善されていきます。

筋トレの推奨部位

背中もデスクワーク中心の現代生活で衰えやすく鍛えられていない部位です。

背中の筋肉は大きいので、鍛えるためにはある程度の負荷を伴うゆっくりとした動作が必要です。しかし、代表的なトレーニングである懸垂を普段からしている人は少ないですし、そもそもハードすぎてできません。小学生のころはうんていや鉄棒が簡単にできていた人も今はどうでしょうか？　健康のために買ったぶら下がり健康棒は物干し竿代わりになっているかもしれません。

大きな筋肉は日常のさまざまな場面で活躍します。ゆえに大きな筋肉になっていると考えられます。ですから、中高年が筋トレをするなら背中に加えて脚の筋肉も鍛えてほしいのです。

太ももの前側は大きい筋肉ですが、日常生活で大股で歩いたり、もも上げをしたり、階段を2段飛ばしで駆け上がるような動作はしないので鍛えられておらず、年齢とともに衰えやすい筋肉の筆頭です。よく「歳とともに足腰が弱った」と言いますが、それは当然なのです。

反対に脚を鍛えることで、さまざまな不調から解放される可能性も高くなります。いつまでも元気に歩ける生活をめざしましょう。

トレーニングは追い込まなくても効果がある

トレーニングというとジムで歯を食いしばりながら重りを持ち上げるイメージをされる方がいます。追い込んだトレーニングをすると筋肉痛がくるので、いかにもいいトレーニングができた気がします。

しかし、科学的に言えば強い筋肉痛があるほど高いトレーニング効果があったという話にはなりません。筋肉痛の有無に関係なく、効果的なトレーニングができれば、筋肉はしっかりつきます。

筋肉痛は新しい刺激が入ったときに起こりやすいものです。たとえば、3週間から4週間トレーニングから離れて、再開すると筋肉痛がよく起こります。運動不足のからだに運動という刺激が入った証拠です。そこから毎日10回3セットのトレーニングを続けていると、やがて筋肉痛にならなくなり、12回に増やすと違う強い刺激が入ってくるので筋肉痛を起こしやすくなります。ほんの少しの刺激だけでは変化しないので個人差はあります。

どのくらいの負荷なら効果があるのかというと、筋力をフルに使い切れるなら一日1回のトレーニングでも十分効果があります。ただし、関節や腱を傷めるリスクが高くなります。反対にあまりに負荷が軽すぎるとトレーニング効果はありません。よく筋トレでは10回ギリギリ挙げられる重量で1セットと換算します。これは関節や腱を守るという意味でも理に適っています。

10回ギリギリ挙げられる重量を使ってのトレーニングはかなりハードなので、自重で10回1セットを目標に週3回、まずは3週間続けられるようにがんばっていきましょう。自重で10回が難しい場合は複数回に分けてもいいので、できるときにできる回数をおこなってください。反対にもの足りない人は負荷や回数を増やしてもかまいません。本格的なトレーニング本を参考にしてもいいでしょう。

私たちの持っているデータでは、週5回のトレーニングを週2回に減らすと効果がほとんどなくなることがわかっています。それよりはもう少し効果を実感して運動のモチベーションを上げていただきたいので、この本では週3回、一日に自重で10回1セットを最低限のトレーニングとして推奨します。

筋トレの効果を最大化する

筋トレの効果を最大化させるためには、可動域（運動する範囲）も大切です。トレーニングではどれだけ重い物を挙げられたかばかりが注目されがちです。あまり気にされていませんが、じつは筋肉が目一杯伸びたところで負荷をかけるとトレーニング効果が最大になります。重量が少なくても最大の可動域を出したほうが効率的に鍛えられるのです。

たとえば、スクワットなら床すれすれまでしゃがみ込むフルスクワット、腕立て伏せなら床ギリギリまで胸をつける腕立て伏せがいいのです。トレーニングの負荷が軽くなってもしっかりと大きな可動域でトレーニングをすることがいちばん高いトレーニング効果になります。

重い物を上げれば上げるほど、いい筋トレになると思われがちですが、重量を上げすぎると関節を痛めたり、怪我のリスクが増します。重量が減っても可動域を最大限にとっていれば、筋力増強効果は高いのです。

また可動域に加えて最近注目されているのが筋肉の伸張と収縮を考えたトレーニング方法です。

筋肉は縮むときよりも伸びたときに負荷をかけることでトレーニング効果が最大化することがわかっています。専門用語では短縮性筋収縮（コンセントリック）より伸張性筋収縮（エキセントリック）に力を加えたほうが筋肉はつきやすいのです。

たとえば、上腕二頭筋を鍛えるダンベルカールというトレーニングがあります。手のひらを天井に向けた状態でダンベルを握り、ひじを曲げ伸ばししてダンベルを持ち上げる動作をするものです。

ダンベルカールのダンベルを持ち上げるときに上腕二頭筋は縮むので短縮性筋収縮、下ろすときには伸びるので伸張性筋収縮となります。

回数を重ねると当然ダンベルを持ち上げられなくなってきます。このときに補助をしてもらって持ち上げるのを助けてもらいます。一度上げられれば、一人でもゆっくりと下ろすことができます。筋肉は短縮性筋収縮、つまり縮むときよりも、伸張性筋収縮、伸びるときのほうが1・2〜1・5倍強い力が出るからです。体感として伸ばしながら力が入るので、筋肉がストレッチされている感覚が非常にあります。

これからご紹介していく「3秒筋トレ」は伸張性筋収縮を用いたトレーニング方法です。軽い負荷でもトレーニング効果が出る方法になります。残念ながら負荷が軽いので、ダンベルなどある程度重量を伴ったトレーニングと比較すれば1回あたりのトレーニング効果は小さくなります。普段からジムへ行っている人には軽すぎるでしょう。

この本はトレーニング習慣がない人を対象にしています。3秒筋トレはハードなトレーニングをしなくてもよく、怪我のリスクを最小化し、続けやすいようにできるだけ短時間で最大のトレーニング効果を得られる方法です。筋肉痛になることもありません。

私たちの研究では一日3秒間という短時間でも伸張性筋収縮を用いることで、週5回、4週間続けると筋力が平均11・5パーセント上がるという結果が出ています。重い物を必死に上げるのではなく、軽い重量でも3秒かけてゆっくり下ろすことで、筋肉痛にならず筋力も上がるという結果が得られています。

椅子に3秒かけてゆっくり座る、物を3秒かけてゆっくり置く、階段を3秒かけてゆっくり下りるなど、ジムの特別なトレーニング器具がなくてもできるものです。ストレッチも同じですが、トレーニングとして「さぁ、やるぞ」ではなく、できるだけ日常生活に溶け込ませてほしいです。

これまで物を持ち上げる、階段を上ることがトレーニングだと思われてきましたが、ここで提案しているのは反対の物を置く、階段を下りるという動作をトレーニングにする方法です。筋肉を縮めるのではなく、伸ばす運動のほうがじつはトレーニング効果があるということを知ってほしいのです。

もちろん、ジムでひたすら重い物を持ち上げるハードなトレーニングを求める人を止めることはしません。

ジムには行っていないし、運動の大切さはわかっているけど、運動する気にならない。時間をかけず効率的なトレーニング方法を探っているという方は、ぜひ

3秒筋トレを試してみてください。たった3秒とバカにしないで、ほんとうに日常のちょっとしたシーンで3秒を意識することで、今までとは別世界の自分になっています。その変化は次講でご紹介します。

一日3秒も時間が取れない人はいないと思います。特別な器具も必要としません。生活のなかにゆっくり伸ばす運動を取り入れ、ぜひ効率よくトレーニング効果を得てください。

トレーニングの原則

筋肉が伸びるときに負荷をかけることで、追い込まなくても効率よくトレーニングできると述べました。これは一体どういうことでしょうか?

たとえば、10キログラムのものを10回持ち上げたとすると、計１００キログラムの負荷（トレーニング量）となります。半分の5キログラムに減らした場合は20回おこなえば、計１００キログラムとなります。このとき筋肉の末端部に対しては同じだけの刺激が入るので、筋肉の成長度合いは同じです。

もっと言えば、１キログラムの物を１００回持ち上げても、１００キログラムの物を1回持ち上げるだけでも、筋肉に入る刺激は同じなので理屈的にはトレーニング効果は変わりません。

しかし、これは筋肉がつくかどうかという話です。何かを持ち上げるときに筋肉量だけが影響するわけではなく、集中力を高めて「重い物を持ち上げるぞ！」という命令系の神経も鍛える必要があります。この神経も含めた筋肉の出力が筋力です。

ですから、100キログラムの重りを挙げられるようになるためには、5キログラム、10キログラムと少しずつ負荷を上げて、筋力を高めていく必要があります。1キログラムの重りを毎日100回持ち上げるトレーニングをしていたから、ある日突然100キログラムの重りを挙げられるようになるわけではありません。

筋肉量が多ければ多いほどパワーはあります。つまり、筋力は大きくなります。しかし、筋肉がある人のほうがない人よりも、必ず重い物を挙げられると決まっているわけではありません。

たとえば、綱引きは体重差があるほうが有利です。しかし、体重が重い（筋肉量の多い）チームが必ず勝つわけではありませんよね。強いチームは全員が一斉に同じタイミングで綱を引きます。これを筋肉にたとえるなら、100本の筋肉の束があるとして、すべてが一斉に収縮したような状態です。100パーセントの筋力を使えている状態です。もし10本の筋肉の束が収縮して力を発揮したあと、次の10本の束がついてくるといったことが起こると本来は100本の筋肉の束で引ける重りも引けなくなります。

筋肉と筋力は似て非なるものです。筋肉量が多いから筋力があるとは限らないのです。だから、同じ筋肉量の人間がいても、ベンチプレスで100キログラムを挙げられる人と挙げられない人に分かれます。

パワーリフターとボディビルダーの違いはここにあります。前者が神経を鍛えて筋力を最大限に出すトレーニングをおこなうのに対して、ボディビルダーのトレーニングは筋肉量を増やすことを目的にしているので、トレーニングで筋肉を酷使して、筋肉の出力を自力で使い切ったあとに、補助をつけてもっとトレーニングをすることでからだに「もっと筋肉が必要だ」という刺激を入れて筋肥大を狙います。

筋トレを始めると、初心者ほど挙げる重量をどんどん重くしていけるのは筋肉量が急速に増えたからではなく、筋肉の神経が鍛えられることで普段使っていなかった筋肉のポテンシャルを引き出せるようになったからです。

ただし、筋力はポテンシャルの問題なので頭打ちがきます。それ以上を求めれば筋肉量を増やすしかありません。しかし、筋肉量は栄養、睡眠、遺伝などさまざまな要素が複雑に絡み合い、簡単には増えません。このため、今のところがむしゃらにトレーニングすることが筋肥大を最大化するひとつの答えになっていますが、高重量でトレーニングすると関節への負荷が大きくなります。

筋肉の再生能力は非常に高く、ちぎれるほど傷つけても回復してより大きくなります。ただ、関節はすり減るしかなく、壊れると最悪の場合は人工関節になります。iPS細胞が実用化されれば再生可能になるかもしれませんが、関節は消耗品で再生しないので、筋肥大よりも大事な関節を守ることを優先すべきです。

低重量でのトレーニングは回数をこなさなければならないというデメリットがありますが、高齢者にとっては関節への負荷が少ないトレーニングを選択したほうが賢明で、3秒筋トレを勧めるのもそうした背景があります。

正しいトレーニング方法

パーソナルトレーニングを受けた経験のある方は、重りを持った状態でトレーナーから「ギリギリまで伸ばして」と言われたことがあると思います。筋肉をつけるためには、しっかりと力を入れた状態で筋肉に刺激を与えることが重要です。

からだが固いと筋肉がしっかり伸び縮みしないので、まずストレッチで可動域を広げるようにしましょう。筋肉を十分伸ばせるところまでもっていってから、しっかり負荷をかけるとトレーニング効果が大きくなります。

筋肉を引き伸ばすことで、筋肉自体に引っ張る力もあるので筋肉に与えられる刺激が強くなります。「引っ張りすぎて筋肉がちぎれませんか?」と心配される方もいますが、ボディビルディングのトップ選手でもないかぎり、筋肉が引きちぎれるまで負荷をかけるトレーニングは過酷すぎてできません。一般人は真似できないレベルです。どうしても心配な方はストレッチを2分以上しっかりおこなってからトレーニングしましょう。

筋トレ前のストレッチ

からだが固くて全然筋肉を伸ばせない状態でトレーニングをしても、可動域が狭いままなので筋肥大効果の出やすいゾーンを捨ててしまうことになります。とてももったいないので、筋トレ前にはストレッチを推奨します。

トレーニングしない筋肉のストレッチをしてもあまり意味がないので、トレーニングする筋肉を伸ばして、筋トレ時によく伸び縮みする状態をつくることが大切です。この本でご紹介する3秒筋トレ前のストレッチ方法は「寝起きのストレッチ」「立ち仕事のストレッチ①②③」「信号待ちのストレッチ①」「プレゼン前のストレッチ」「眠気を吹き飛ばすストレッチ②」「入浴中のストレッチ」「背中のこり改善ストレッチ」「腰の不調改善ストレッチ①②」「足首の不調改善ストレッチ」が該当します。

そのあとで動的ストレッチをしてアップを入れてからトレーニングを開始するとさらに効果的です。

脚と背中の筋トレ

では、具体的な3秒筋トレの方法をご紹介します。

家の中でのトレーニングとして、重い物をゆっくり下ろす方法があります。足を肩幅に開いて立ちます。5キロや10キロの重りを両手で持って、お腹に力を入れながら胸のあたりまで1秒くらいで一気に持ち上げて抱え込みます。

その後、3秒かけて床にゆっくり近づけます。ひざは伸ばしたままです。このときに背中が丸まらないよう背筋をしっかり伸ばしたまま重りを下ろします。背中は大きな筋肉なのである程度の重量が必要です。できる人はどんどん重量を増やして、ギリギリ10回繰り返すことができる負荷まで上げていってください。

脚と背中の筋トレ

ひざを伸ばしたまま3秒かけて
ゆっくり下ろす

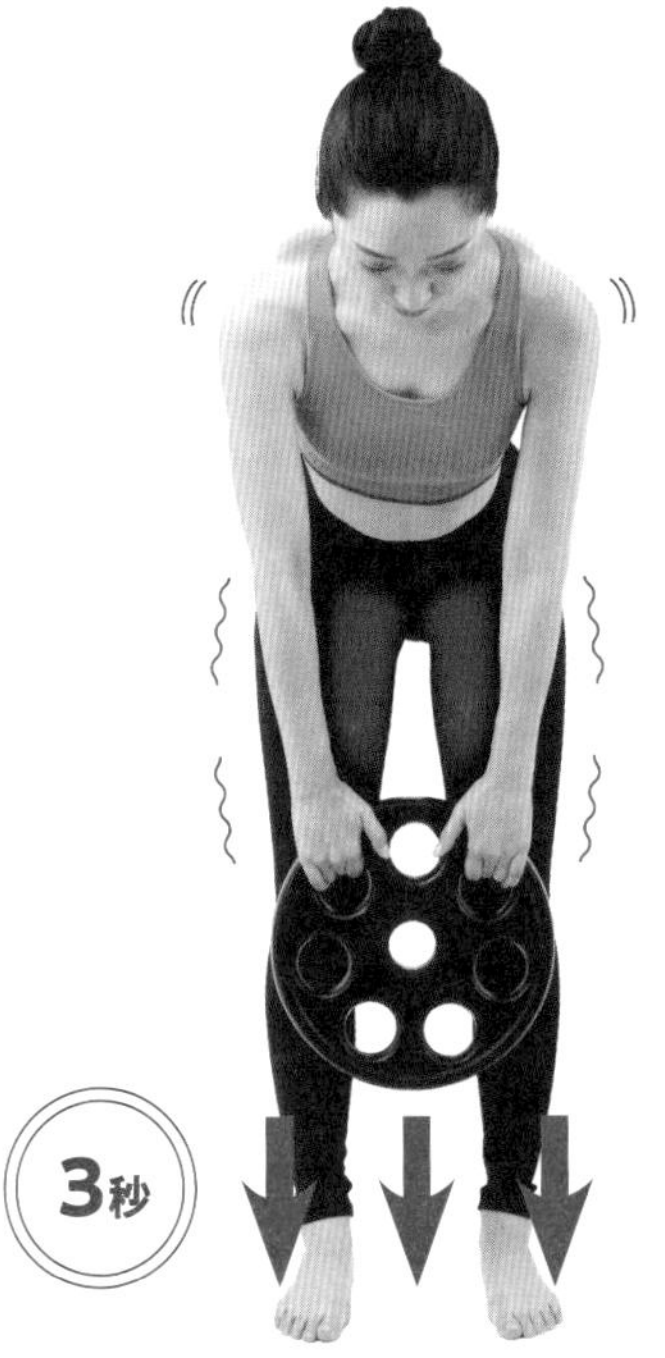

10回1セット／日

ただ、運動が習慣化していない人にとって高重量を上げるのは厳しいと思います。ご家庭内に重りもないことが多いでしょう。

体操教室では重りの代わりにお米袋を使ったり、お孫さんが抱っこできるなら一緒にやってみてくださいと伝えています。

また、3秒がラクに10回できるようになったら、重りを下ろす時間を5秒、6秒と増やしたり、朝夕の2回ずつおこなうのもよいでしょう。これだけで脚と背中両方の筋トレになります。

重りを持ち上げるときには反動をつけてもいいのですが、重い物を一気に上げようとすると腰を痛めることがあるので、ひざを曲げながら持ち上げてください。下ろすときはひざはまっすぐにしたまま、ゆっくり重りを下げます。腕は自然と伸びます。重りを完全に床にはつけません。

腕の筋トレ

物を下ろす動きは腕の筋トレにもなります。繰り返しにはなりますが、持ち上げるほうがトレーニング効果が出やすいと思われがちです。しかし、筋肉は伸ばしながら力を入れるほうが多くの刺激が入ります。

たとえば、ペットボトルのお水などある程度重さのあるものを3秒かけてゆっくり下ろすだけでトレーニングになります。持ち上げる運動ももちろん効果はありますが、下ろす動作をゆっくり一生懸命やったほうがトレーニング効果は高いです。あまりにも軽いものだと負荷になりませんが、ある程度の重さのあるものを片手で持って、反対側の手をひじに添えて、ひじを支点にしながらゆっくりと下ろしてみてください。

腕の筋トレ

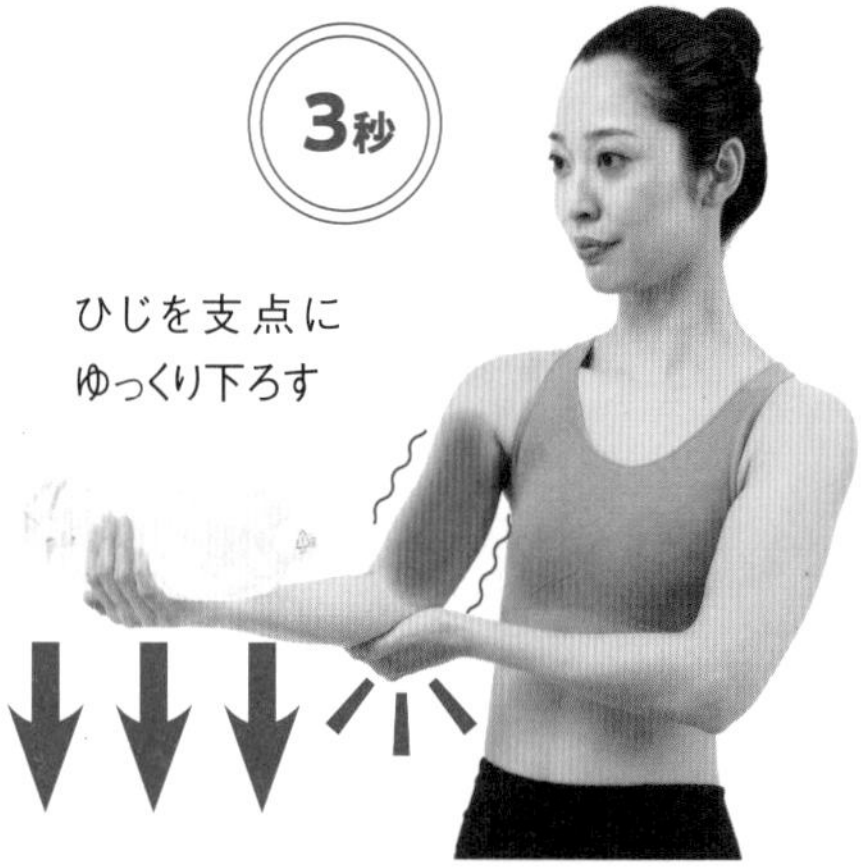

10回 1セット ／ 日

TVを見ながらの筋トレ

座りながらできる筋トレもあります。ソファや椅子に腰をかけたまま、背筋を伸ばします。次にかかとを上げ、手をひざの上に置いて上から強く押します。負荷を増やす場合は腕の力だけではなく、上半身全体で体重をかけてください。背中は丸めすぎないように注意してください。

ふくらはぎの筋トレなので、かかとは上げた位置からゆっくり下ろします。足のほうが力が強いのでなかなか下がらないのですが、続けると結構な負荷になります。3秒は続けてください。

足の付け根の筋肉を鍛えたいときには、片足を床から離して、背筋を伸ばしたままひざに手を置いて上から押します。3秒かけてゆっくりと足を下ろしていきます。背中を丸めすぎないように注意します。

TVを見ながらの筋トレ ①

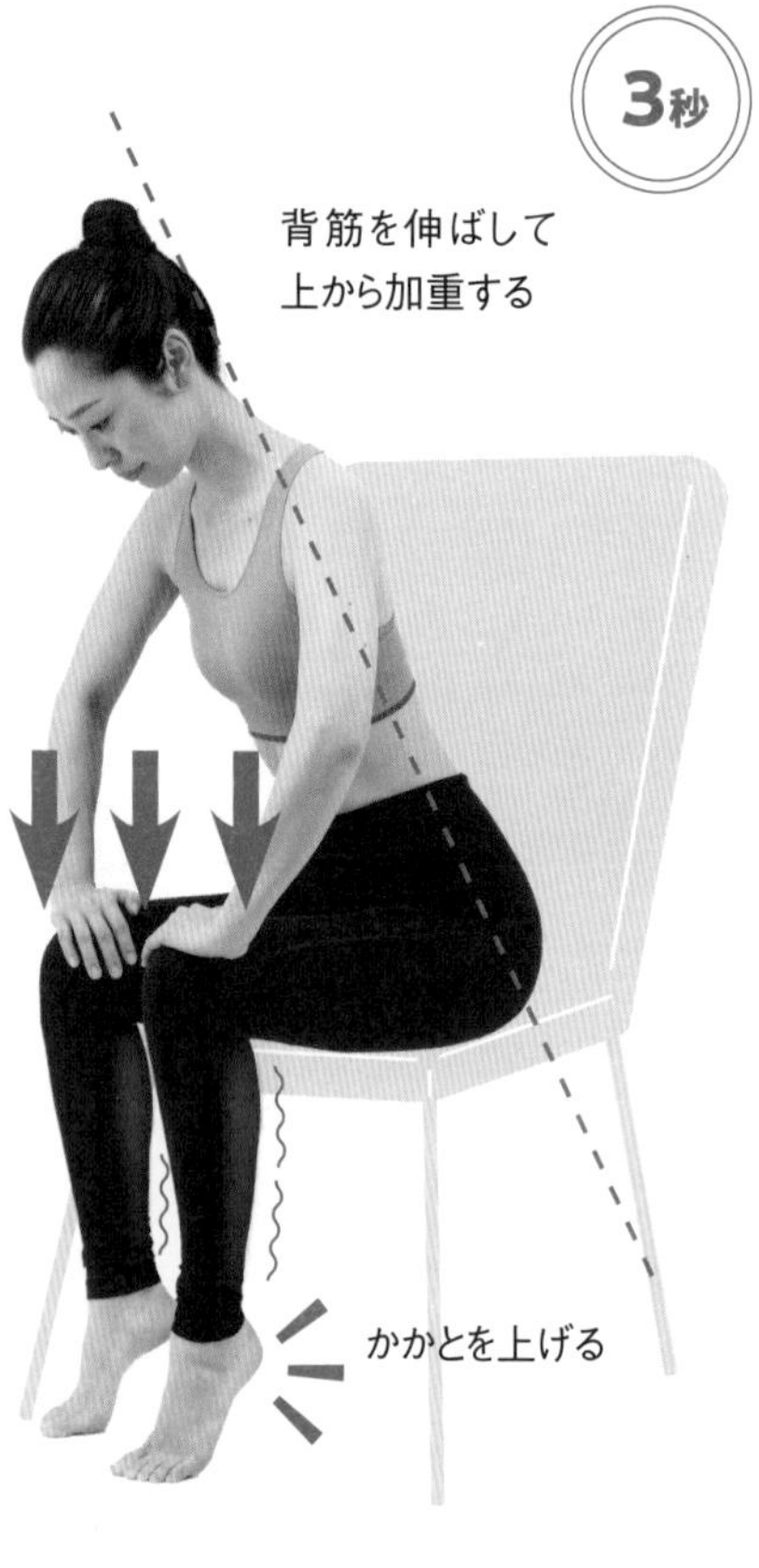

10回 1セット ／ 日

TVを見ながらの筋トレ ②

背筋を伸ばしたまま
片足に上から加重する

3秒

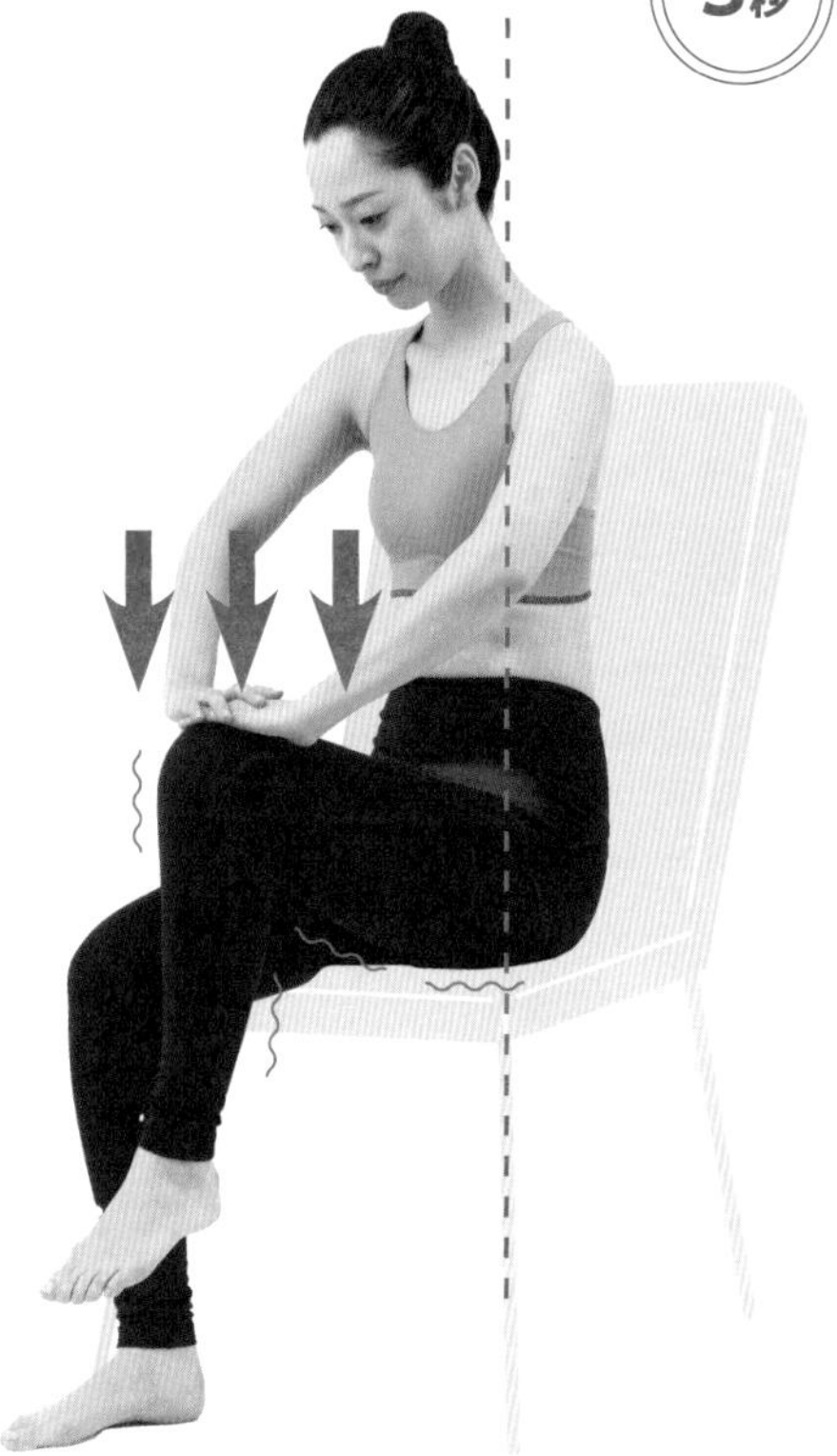

10回 1セット ／ 日

次に腹筋を鍛えるトレーニングです。腹筋が弱いと反り腰になってしまうと先に述べました。

椅子に浅く腰かけた状態で背もたれから背中を離して姿勢を伸ばします。手は胸の前で交差します。そのままお腹に力を入れたままゆっくり3秒かけて背もたれに上体を倒していきます。

TVを見ながらの筋トレ ③

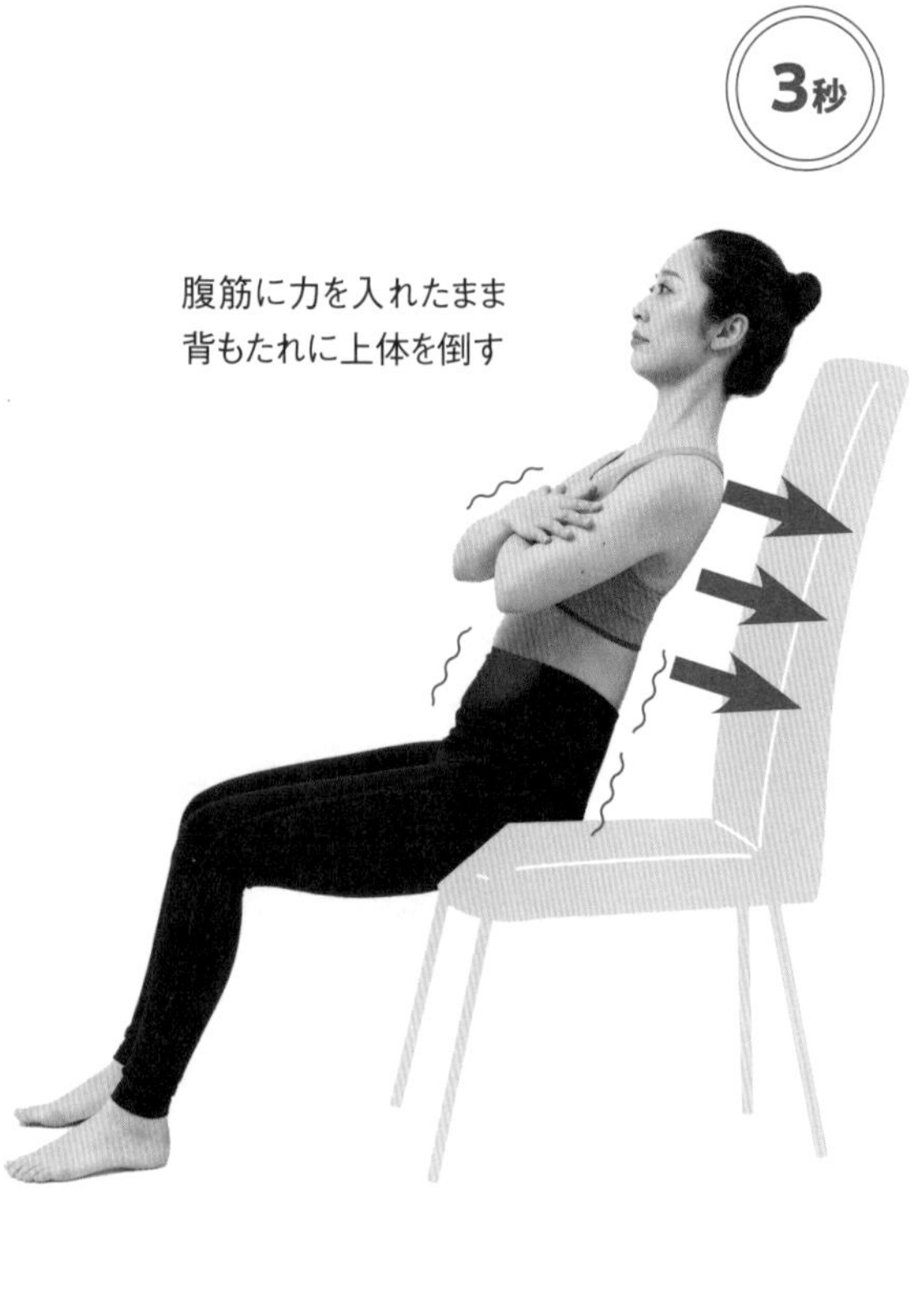
3秒
腹筋に力を入れたまま
背もたれに上体を倒す

10回 1セット ／ 日

かなり腹筋を使う感覚があるはずです。通常の腹筋運動は上体を起こす運動ですが、上体を倒したほうがトレーニング効果は高いです。後頭部で手を組むとさらに負荷がかかります。

ポイントは腹筋に力を入れたままにすることです。力を抜くと効果がなくなってしまいます。腹筋運動というと寝そべった状態から上体を起こす運動をイメージしますが、その場合でも起き上がる動作より上体を倒す動作をゆっくり意識しておこなうと、伸張性収縮での負荷がかかり、トレーニング効果が大きいです。

このトレーニングがきつい人は、手をからだの横につけるか、椅子の側面を持ちながらおこなってください。

これまでご紹介した筋トレもつらいという人は、椅子に座るときの動作をできるだけゆっくり、3秒かけて座ってみましょう。ももの前側の筋肉のトレーニングになります。

座る姿勢でいちばんきついのは蹲踞です。深くしゃがみ込めばしゃがみ込むほどハードな運動になります。同じように高い椅子よりも低い椅子に座るほうがトレーニング効果は高くなります。

ゆっくり座るトレーニング

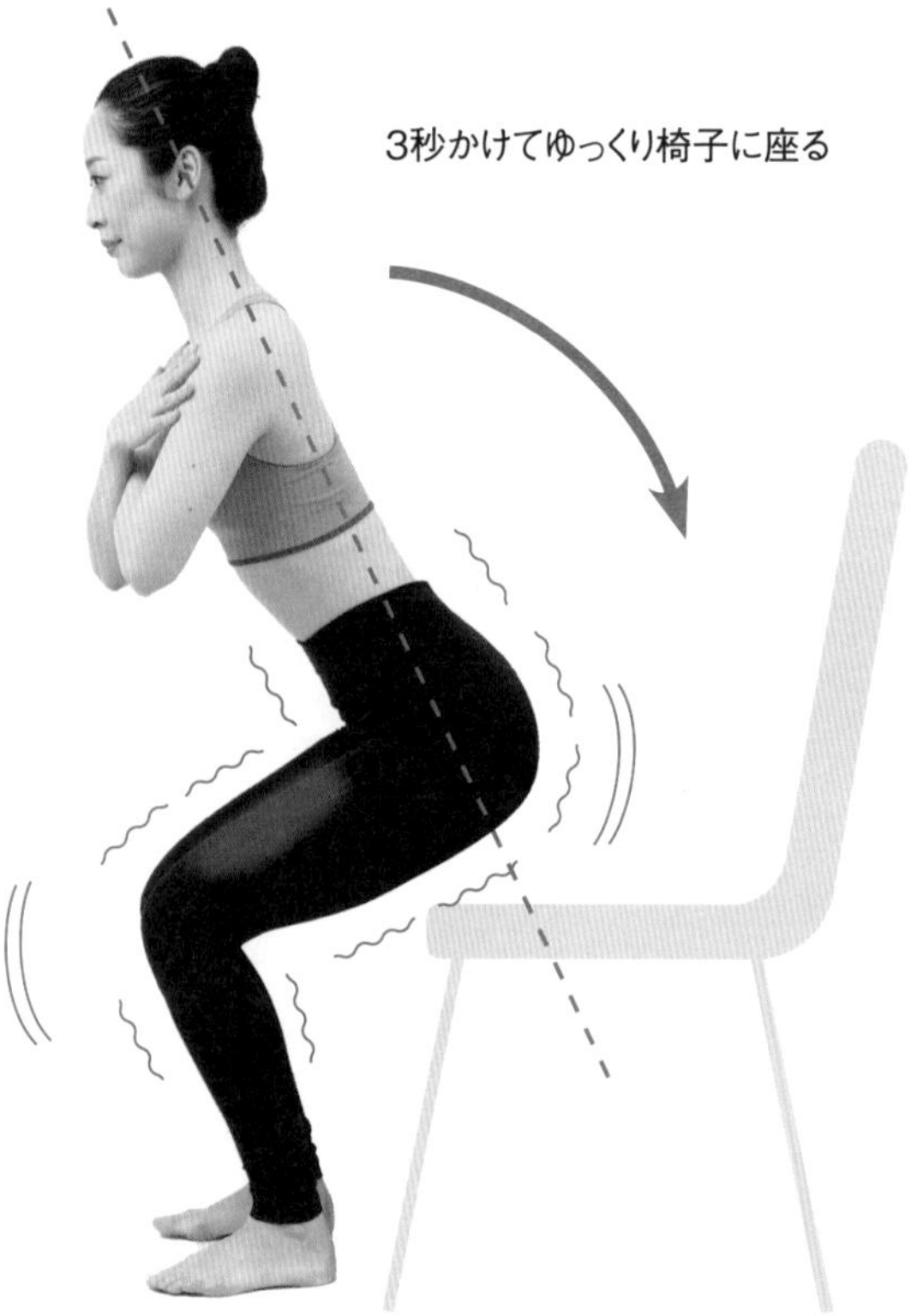

後ろにひっくり返らないように気をつけながらなるべく深くしゃがみ込みましょう。「ひざを足先よりも前に出したらダメですか?」とよく聞かれるのですが、あまり気にせず自然にゆっくり座る動きをしてください。

例外はゆっくり座ろうとするとひざが痛くなってしまう人で、その場合は股関節を曲げて上半身をやや前傾させ、背筋を伸ばしたままゆっくりと座るようにします。

第6講

世界一のストレッチで不調を改善した人たち

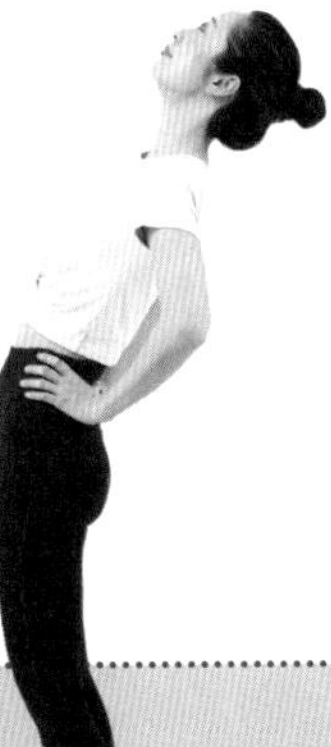

健康づくりってなんだ!?

最後にわたしが毎週開催している体操教室の改善例をご紹介します。週1回の教室で習ったことをご自宅で週1～2日実践してもらうだけで驚くような変化がありました。

本書でご紹介してきた以上の方法は助言していません。日常のなかにトレーニングを溶け込ませて、続けることで見違えるような姿に変わったのです。実際にどのような変化が起こったのかを知ることで、トレーニング効果に期待していただきたいです。

新聞を読みたくても読めない（70代・女性）

新聞や本を読みたくても少し読んだだけで首や腕がしんどくなって続かないというお悩みをもっている女性がいました。

高齢になって背中が曲がってくると、頭が前に出るのでそれを支えようとして首に負担がかかります。そこで胸をしっかりとストレッチすることで（「眠気を吹き飛ばすストレッチ①」）、胸の筋肉を伸ばしました。

さらに背もたれに3秒かけてゆっくり倒れるトレーニング（「TVを見ながらの筋トレ③」）を続けてもらうと姿勢が改善されました。

本を持つと腕が疲れるのは腕の筋力が足りないことが原因だったので、「腕の筋トレ」を繰り返してもらいました。5分、10分でしんどくなっていた首と腕の疲れはなくなり、好きなだけ本を読めるようになりました。

ショッピングモールを端から端まで歩けるように（70代・女性）

足腰が弱ってきたとおっしゃっていた70代の女性です。座るときに意識してゆっくりと椅子に腰かけてもらいました（「ゆっくり座るトレーニング」）。

また、座ったあともテレビのＣＭ中にかかとを上げた状態で、上から脚を押す筋トレをしてもらいました（「ＴＶを見ながらの筋トレ①」）。

足に疲れを感じたときには伸脚（「プレゼン前のストレッチ」）、アキレス腱伸ばし（「信号待ちのストレッチ①」）をしてもらったところ、日に日に歩ける距離が長くなって、日常生活の疲れをあまり感じなくなったと笑顔で話されていました。運動は気がついたときにこまめにしているそうで、気持ちも前向きになったと言います。

以前は杖をついても休み休みだった大型ショッピングモールでの買い物も、建物の端から端まで休まずに歩けるようになったそうです。

階段や坂道の上り下りもラクラク（60代・女性）

「最近足腰が弱ってきて、とくに階段の上り下りがつらくなってきた」と話されていた60代の女性は運動があまり好きではないご様子でした。継続は力なりということはわかっているものの、なかなか続けるのは大変なようです。

そこでゆっくり椅子に座ったり（「ゆっくり座るトレーニング」）、階段をゆっくり下りることを意識してもらいました。

徐々に体幹がしっかりしてきたことを実感して、日常生活で疲労を感じることが少なくなったと言います。今では階段の上り下りや坂道もラクになったとおっしゃっています。

草むしりをすると尻もちをついてしまう（70代・男性）

体操教室に来られた男性は、草むしりをすると尻もちを何度もついてしまうことに悩まれていました。足首が固く、下半身の筋力がないのでからだを支えることができないのです。

まずは下半身の柔軟性をつくるために伸脚（「プレゼン前のストレッチ」）とアキレス腱伸ばし（「信号待ちのストレッチ①」）をしてもらいました。そして、座った状態でももを上げて、ひざの上に手を置いて上から強く押す筋トレ（「TVを見ながらの筋トレ②」）をしてもらいました。

すると、いつの間にか尻もちをつかなくなっていたそうです。

「最近の悩みはつい時間を忘れて、腰が痛くなるまで長時間の草むしりをしてしまうことです」と冗談交じりに話してくださいました。

健康診断で引っかかった高血圧もトレーニングで改善（70代・男性）

健康診断で血圧が高めだと何度も指摘されているとおっしゃっていた70代の男

性は、医者から食事の改善と日々の運動をアドバイスされていました。

ご本人から「なかなか重い腰が上がらなくて……」とお聞きしたので、「みんなと一緒にストレッチとトレーニングをおこないましょう」と体操教室に継続して参加してもらえるように働きかけました。


顔を合わせながら週1回運動することで意欲が高まり、自宅でも本書のさまざまなストレッチを始められました。

まとめて運動するのは体操教室だけで、あとは普段からこまめに階段をゆっくり下りる、椅子にゆっくり座ること（「ゆっくり座るトレーニング」）を実践すると、10週間後には上の血圧（収縮期血圧）が161㎜Hgから139㎜Hgまで下がったと喜ばれていました。

トレーニングを続けることで健康意識が高まり、お酒も少しずつ控えて、食生活にも気をつけるようになったそうです。

簡単にできるストレッチと筋トレで生活そのものが健康的になった一例です。

食べる量が増えて体力の増加を実感（70代・女性）

もともと小食でやせ型だった女性は、年齢とともに体重がみるみる減っていました。「食事をとらなくては」と思いつつも、お腹があまり空かないので食がどんどん細くなってきて、体力が減ったことで外出も億劫になってくるという悪循環に陥ってしまっていました。

運動する気が起きないときも、ストレッチ（「プレゼン前のストレッチ」「信号待ちのストレッチ①」）だけはおこなうことで「いくつか運動してみようかな」という気持ちになってきたと言います。

最初は階段をゆっくり下りる、椅子にゆっくり座るだけでも苦労したそうですが、徐々に体力がついてきて、筋トレの種類も増えていきました。体調がいい日には筋トレのセット数を追加していると言います。

運動が習慣化されるにつれ食事量も増えて、10週間で体重はほとんど変わらないものの減ることはなくなったそうです。「筋肉と体力はついた気がする」と笑顔で力こぶをつくってくれました。食事に対するモチベーションも上がり、ご飯をおいしく食べられるようになったと明るく話してくださいました。

躊躇《ちゅうちょ》していたエスカレーターに乗れるように（70代・女性）

60歳を過ぎたあたりから足腰の衰えを実感し、積極的に散歩を含むウォーキングをおこなっていた女性です。

平地を歩くことは問題なかったものの、下り坂が少し不安になってきて、70歳になったころエスカレーターを降りるのが怖くなってしまったと言います。

「転げ落ちないかな?」「ちゃんと足が乗せられるかな?」と心配になって以降、外出先ではもっぱらエレベーターに頼る日々でしたが、「プレゼン前のストレッチ」「信号待ちのストレッチ①」「腰の不調改善ストレッチ②」「足首の不調改善ストレッチ」をおこなって柔軟性を上げ、筋トレによって踏ん張れる自信がついたことで「今日はエスカレーターにチャレンジしてみようかな?」と思った日が訪れたということです。

その後は買い物に行ったときも問題なくエスカレーターを使えるようになったと言います。そもそもエスカレーターに乗る力はあったのかもしれませんが、失った自信を取り戻せたのは運動を続けてきたからこそだったと思います。

お孫さんを抱っこするのが苦ではなくなった（70代・女性）

初孫が生まれて喜んでいた女性は、あるときからお孫さんを抱っこするのがしんどくなったとおっしゃっていました。よく見ると猫背になっており、成長してきたお孫さんを抱っこすると肩や腰に負担がかかりそうでした。

「眠気を吹き飛ばすストレッチ①」や「TVを見ながらの筋トレ②」を実践していくと背筋が徐々に伸びて姿勢がよくなっていきました。

「まだまだ長い時間は難しいですが、抱っこしてもしんどさや痛みはなくなりました」と微笑ましいお話を聞かせてくれました。お孫さんが嫌がらないかぎりは抱っこをしたいと言うので末長く仲良くしてほしいものです。

おわりに

昨今のジムブームも相まって、運動をする人としない人の差がどんどん広がっていると実感しています。高齢者の医療費負担が2割、3割と増えていく時代にあって、自分の健康を自分で守るためにも、運動を少しずつ続けてほしいと思っています。

病院で働いていたときに、運動が嫌いがゆえにリハビリテーションに時間がかかってしまう患者さんをたくさん見てきました。せっかくのご自身のからだですから、ご自身のために、「からだが重いな」「最近からだを動かしていないな」と感じたらこまめにメンテナンスをしてほしいと思います。

スポーツの現場で仕事をしていたときにも、こまめにストレッチをしている選手ほど怪我が少ないと感じていました。毎日少しでも続けることで、ストレッチの効果だけでなく不調にいち早く気づけるようになるからです。「ちょっと違和感があるので、今日のトレーニングは軽めにします」と調整できれば、怪我のリスクは低くなります。

自分のからだと対話する時間が長くなることで、自分を気にかけられるようになります。

もちろん、世の中にはほとんどアップもケアもしないで、第一線で活躍されているアスリートもいます。運動習慣がなくても不調や故障がない人もいます。生物的な強さも影響しているのでしょう。他人と比較せず、自分の調子に合わせて、「ちょっと硬いな」「重いな」という部位に自然とストレッチをしてほしいと思います。

ストレッチによって関節が動きやすくなったり、筋肉がやわらかくなります。感覚的に少しラクになった気持ちにもなります。それは痛みの感覚が少し麻痺するからです。

しかし、根本的な原因は普段の姿勢です。筋トレをしたり、姿勢を改善する環境をつくらないとさらに筋肉が硬くなり、動きにくいからもっと硬くなるという悪循環に陥っていきます。

ストレッチは万能ではありません。筋肉をやわらかくしたあと、筋トレを続けて姿勢を整えていくことがいちばん大切です。

本書のエクササイズは一つひとつしっかりおぼえて、わざわざ運動する時間をとってトレーニングする必要がないものを選びました。

そのため、エクササイズページでひとまとめにせず、読み進めながら自然とできるような紹介の仕方をしています。おぼえているものを日常生活のなかで自然とおこなってください。

すべてを完璧にしなくてもかまいません。ご自身が負担に感じていたり、弱いと感じる部位をトレーニングしてください。どれも短時間で簡単にできるものです。

運動に対する考え方を柔軟にして、自然に続けることで健康になっていく。本書がその一歩を踏み出すきっかけになればさいわいです。

２０２４年４月

西九州大学キャンパス内の研究室にて

中村雅俊

参考文献

1）Nakamura M, et al. Acute and prolonged effect of static stretching on the passive stiffness of the human gastrocnemius muscle tendon unit in vivo. J Orthop Res. 2011. 29(11):1759-63.

2）Nakamura M, et al. Time course of changes in passive properties of the gastrocnemius muscle-tendon unit during 5 min of static stretching. Man Ther. 2013.18(3):211-5.

3）Nakamura M, et al. Changes in Passive Properties of the Gastrocnemius Muscle-Tendon Unit During a 4-Week Routine Static-Stretching Program. J Sport Rehabil. 2017. 26(4):263-268.

4）中村雅俊，他．スタティックストレッチングが腓腹筋筋腱複合体の筋力及びスティフネスに及ぼす影響の検討：異なるストレッチング時間と反復回数を用いた検討．体力科学. 2017. 66(2),163-168.

5）Nakamura M, et al. Static stretching duration needed to decrease passive stiffness of hamstring muscle-tendon unit. J Phys Fitness Sports Med. 2019. 8 (3):113-116.

6）Sato S, Nakamura M. et al. Elbow Joint Angles in Elbow Flexor Unilateral Resistance Exercise Training Determine Its Effects on Muscle Strength and Thickness of Trained and Non-trained Arms. Front Physiol. 2021. 16:12:734509.

7）Sato S, Nakamura M. et al. Effect of daily 3-s maximum voluntary isometric, concentric, or eccentric contraction on elbow flexor strength. Scand J Med Sci Sports. 2022. 32(5):833-843

8）Sato S, Nakamura M. et al. Comparison between concentric-only, eccentric-only, and concentric-eccentric resistance training of the elbow flexors for their effects on muscle strength and hypertrophy. Eur J Appl Physiol. 2022. 122(12):2607-2614.

9）Yoshida R, Nakamura M, et al. Weekly minimum frequency of one maximal eccentric contraction to increase muscle strength of the elbow flexors. Eur J Appl Physiol. 2024 Jan;124(1):329-339.

著者

中村雅俊

（なかむら・まさとし）


西九州大学リハビリテーション学部理学療法専攻准教授
平成21年長崎大学医学部保健学科理学療法学専攻を卒業し、理学療法士の国家資格を取得。平成26年3月京都大学大学院医学研究科人間健康科学系専攻博士後期課程修了。博士（人間健康科学）。

専門はリハビリテーション・理学療法学であり、ストレッチングやトレーニングに関する数多くの論文を執筆。2013-2023年の10年間でExpertscapeが発表するMuscle Stretching Exercises分野の専門家部門で世界1位にランクインした「世界一のストレッチング研究者」。

理学療法学・JJPTA優秀賞論文を始め、数多くの学会で受賞経験があり、専門家や一般市民向けの講演も数多く実施。研究者でありながら、体操教室で現場指導もしている。

ストレッチしながらトレーニングをおこなう研究成果は、NHK、New York Timesをはじめ、メディアで多数紹介されている。

アチーブメント出版

X：@achibook
Facebook：https://www.facebook.com/achibook
Instagram：achievementpublishing

より良い本づくりのために、
ご意見・ご感想を募集しています。
お声を寄せてくださった方には、
抽選で図書カードをプレゼント！

あらゆる不調が消える
世界一のストレッチ

2024年（令和6年）5月5日　第1刷発行

著　者　中村雅俊
発行者　塚本晴久
発行所　アチーブメント出版株式会社
〒141-0031　東京都品川区西五反田2-19-2　荒久ビル4F
TEL 03-5719-5503／FAX 03-5719-5513
https://www.achibook.co.jp

装丁・本文デザイン……鈴木大輔、江﨑輝海（ソウルデザイン）
イラスト……北嶋京輔
撮影……久我秀樹
モデル……中島麻美（Cero J）
衣装……イイダ靴下
編集協力……est Inc.
校正……株式会社ぷれす
印刷・製本……株式会社光邦

ISBN 978-4-86643-151-2